Henning Hanken

Cyclin D1 und Ki67 in Kopf- und Hals- Plattenepithelkarzinomen

Henning Hanken

Cyclin D1 und Ki67 in Kopf- und Hals-Plattenepithelkarzinomen

Vergleichende Untersuchungen zur Expression und Amplifikation sowie zur klinischen Relevanz

Südwestdeutscher Verlag für Hochschulschriften

Impressum/Imprint (nur für Deutschland/only for Germany)
Bibliografische Information der Deutschen Nationalbibliothek: Die Deutsche Nationalbibliothek verzeichnet diese Publikation in der Deutschen Nationalbibliografie; detaillierte bibliografische Daten sind im Internet über http://dnb.d-nb.de abrufbar.
Alle in diesem Buch genannten Marken und Produktnamen unterliegen warenzeichen-, marken- oder patentrechtlichem Schutz bzw. sind Warenzeichen oder eingetragene Warenzeichen der jeweiligen Inhaber. Die Wiedergabe von Marken, Produktnamen, Gebrauchsnamen, Handelsnamen, Warenbezeichnungen u.s.w. in diesem Werk berechtigt auch ohne besondere Kennzeichnung nicht zu der Annahme, dass solche Namen im Sinne der Warenzeichen- und Markenschutzgesetzgebung als frei zu betrachten wären und daher von jedermann benutzt werden dürften.

Coverbild: www.ingimage.com

Verlag: Südwestdeutscher Verlag für Hochschulschriften GmbH & Co. KG
Heinrich-Böcking-Str. 6-8, 66121 Saarbrücken, Deutschland
Telefon +49 681 37 20 271-1, Telefax +49 681 37 20 271-0
Email: info@svh-verlag.de

Zugl.: Hamburg, Universität, Diss., 2011

Herstellung in Deutschland (siehe letzte Seite)
ISBN: 978-3-8381-3249-5

Imprint (only for USA, GB)
Bibliographic information published by the Deutsche Nationalbibliothek: The Deutsche Nationalbibliothek lists this publication in the Deutsche Nationalbibliografie; detailed bibliographic data are available in the Internet at http://dnb.d-nb.de.
Any brand names and product names mentioned in this book are subject to trademark, brand or patent protection and are trademarks or registered trademarks of their respective holders. The use of brand names, product names, common names, trade names, product descriptions etc. even without a particular marking in this works is in no way to be construed to mean that such names may be regarded as unrestricted in respect of trademark and brand protection legislation and could thus be used by anyone.

Cover image: www.ingimage.com

Publisher: Südwestdeutscher Verlag für Hochschulschriften GmbH & Co. KG
Heinrich-Böcking-Str. 6-8, 66121 Saarbrücken, Germany
Phone +49 681 37 20 271-1, Fax +49 681 37 20 271-0
Email: info@svh-verlag.de

Printed in the U.S.A.
Printed in the U.K. by (see last page)
ISBN: 978-3-8381-3249-5

Copyright © 2012 by the author and Südwestdeutscher Verlag für Hochschulschriften GmbH & Co. KG and licensors
All rights reserved. Saarbrücken 2012

Angenommen von der Medizinischen Fakultät

der Universität Hamburg am: 19.10.2011

Veröffentlicht mit Genehmigung der Medizinischen Fakultät der Universität Hamburg

---

Prüfungsausschuss, der Vorsitzende: Prof. Dr. Dr. Rainer Schmelzle

Prüfungsausschuss: 2. Gutachter: Prof. Dr. Dr. Max Heiland

Prüfungsausschuss: 3. Gutachter: Prof. Dr. Rainald Knecht

*„Für den gläubigen Menschen steht Gott am Anfang,
für den Wissenschaftler am Ende aller seiner Überlegungen."*

Max Planck, 1858 - 1947

Für Imke

Inhaltsverzeichnis

INHALTSVERZEICHNIS 5

ABKÜRZUNGSVERZEICHNIS 7

1 ARBEITSHYPOTHESE UND FRAGESTELLUNG 9

2 EINLEITUNG 10

   2.1 GRUNDLEGENDE ANATOMIE UND HISTOLOGIE DES MUND- UND RACHENRAUMES SOWIE DES KEHLKOPFES 10

      2.1.1 HISTOLOGISCHER AUFBAU VON UNVERÄNDERTEM OBERFLÄCHENEPITHEL 10

      2.1.2 GRUNDLEGENDE ANATOMIE DES MUNDRAUMS, DES RACHENS UND DES KEHLKOPFES 12

   2.2 DAS PLATTENEPITHELKARZINOM DES KOPF- HALSBEREICHES 16

      2.2.1 EPIDEMIOLOGIE 16

      2.2.2 ÄTIOLOGIE 17

      2.2.3 KLINIK 18

      2.2.4 MORPHOLOGIE 19

      2.2.4.1 MAKROSKOPIE 19

      2.2.4.2 MIKROSKOPIE: HISTOLOGIE UND IMMUNHISTOCHEMIE 22

      2.2.5 MOLEKULARGENETIK 23

      2.2.5.1 KONTROLLMECHANISMEN DES ZELLWACHSTUMS UND DER ZELLPROLIFERATION ... 24

      2.2.5.2 ZELLZYKLUSREGULATOREN 24

      2.2.5.3 AMPLIFIKATIONEN 25

      2.2.6 THERAPIE 26

      2.2.7 PROGNOSE 27

3 MATERIAL UND METHODEN 29

   3.1 DIE „TISSUE - MICRO - ARRAY" (TMA) TECHNIK 29

   3.2 PATIENTEN- UND GEWEBEKOLLEKTIV 31

   3.3 IMMUNHISTOCHEMISCHE FÄRBUNGEN (IHC) 34

      3.3.1 DAS KI67 PROTEIN 34

      3.3.2 DAS CYCLIN D1 PROTEIN 35

   3.4 FLUORESZENZ IN SITU HYBRIDISIERUNG (FISH) 37

      3.4.1 DURCHFÜHRUNG DER FISH UNTERSUCHUNG 39

   3.5 STATISTIK 41

4 ERGEBNISSE 42
4.1 Untersuchung der CCND1 Amplifikation 42
4.2 Untersuchung der Cyclin D1 – Expression 46
4.3 Vergleichende Untersuchungen zur CCND1 Amplifikation und Cyclin D1 - Expression 49
4.4 Untersuchungen zur Expression von Ki67 56
4.5 Vergleichende Untersuchungen der Ki67 – Expression zur CCND1 - Amplifikation und zur Cyclin D1 – Expression 57
4.6 Untersuchungen zur Assoziation der Tumordicke (pT), des Lymphknotenstatus (pN), des Gradings sowie von Ki67, CCND1 und Cyclin D1 mit dem Überleben der Patienten 65

5 DISKUSSION 74
5.1 Untersuchung der CCND1 Amplifikation 74
5.2 Untersuchung der Cyclin D1 – Expression 76
5.3 Vergleichende Untersuchungen zur CCND1 Amplifikation und Cyclin D1 - Expression 77
5.4 Untersuchungen zur Expression von Ki67 79
5.5 Vergleichende Untersuchungen der Ki67 – Expression zur CCND1 – Amplifikation und zur Cyclin D1 – Expression 80
5.6 Untersuchungen zur Assoziation der Tumordicke (pT), des Lymphknotenstatus (pN), des Gradings sowie von Ki67, CCND1 und Cyclin D1 mit dem Überleben der Patienten 80
5.7 Synoptische Betrachtung und Diskussion der Ergebnisse 82

6 ZUSAMMENFASSUNG 84

7 LITERATURVERZEICHNIS 85

8 DANKSAGUNG 91

Abkürzungsverzeichnis

amp	amplifiziert
CCND1	Gen des Cyclin D1 auf Chromosom 11q13
cdk	cyclin dependent kinase
Cyclin D1	Protein Cyclin D1
DNS	Desoxyribonucleinsäure
etc.	et cetera
FISH	Fluoreszenz in situ Hybridisierung
G	Grading
h	Stunde(n)
IHC	Immunhistochemie
IFT	invasive Tumorfront
min	Minute(n)
n	Versuchsanzahl
pN	Lymphknotenstatus
pT	Tumordicke
Rb	Retinoblastom
RNS	Ribonukleinsäure
mRNS	messenger Ribonukleinsäure
UICC	Union internationale contre le cancer
SD	Statistisch: Standardabweichung (standard deviation)
TMA	tissue micro array
TNM	Klassifikationssystem maligner Tumoren der UICC (T: Tumordurchmesser; N: Lymphknotenbefall; M: Vorliegen von Fernmetastasen)
WHO	world health organisation

1 Arbeitshypothese und Fragestellung

Ziel der vorliegenden Arbeit ist die umfassende Untersuchung der molekulargenetischen Marker Cyclin D1 und Ki67 sowie dem Gen CCND1 (Cyclin D1) in Plattenepithelkarzinomen des Kopf- und Halsbereichs. Die beschriebenen Gene sollen dabei in einer großen Studienpopulation (649 Proben) untersucht werden.

Hinreichend bekannt ist bereits, dass die hier untersuchten Gene und Marker Veränderungen in Karzinomen aufweisen. Bisher konnte allerdings ein Zusammenhang der Marker untereinander für Karzinome des Kopf- Halsbereichs sowie eine ggf. vorhandene prognostische Relevanz der Marker noch nicht abschliessend nachgewiesen werden. Molekulargenetische Marker, die eine Aussage über die Prognose der Patienten mit einem Plattenepithelkarzinom zulassen und damit direkt Auswirkungen auf die zu veranlassende Therapie hätten, sind mehr als wünschenswert und trotz mannigfaltiger Bemühungen für das Plattenepithelkarzinom im Kopf- und Halsbereich noch nicht sicher beschrieben worden.

Zur Arbeitshypothese:

Der Autor postuliert, dass die beschriebenen Marker auf Grund Ihrer bedeutenden Funktion in der Zellzykluskontrolle (CCND1 und Cyclin D1) bzw. der Visualisierung einer Proliferation der Zelle (Ki67) eine direkte Aussage auf die Prognose der Patienten zulassen und somit therapierelevant sind. Darüberhinaus wird postuliert, dass CCND1, Cyclin D1 und Ki67 Veränderungen im Plattenepithelkarzinom des Kopf- und Halsbereichs aufweisen und dass diese Veränderungen in ihrer Quantität von der Lokalisation der Tumore abhängig sind. Die Postulate beruhen auf aktuellen Untersuchungen dieser Marker in der heterogenen Gruppe der Kopf-Hals Tumoren mit unteschiedlichsten Ergebnissen hinsichtlich einer Prognoserelevanz der Marker. Ein Grund für die Heterogenität der Ergebnisse könnten Unterschiede in den genetischen Veränderungen in Bezug auf die Lokalisation der Tumore (Mundhöhle, Pharynx oder Larynx) sein [1-6]. In Bezug auf die hier zu untersuchenden Marker ergeben sich somit die folgenden Fragen:

Wie verhält sich das Gen CCND1 im Plattenepithelkarzinom des Kopf-Halsbereichs?

Wie werden Cyclin D1 und Ki67 im Plattenepithelkarzinom des Kopf- Halsbereichs exprimiert?

Gibt es dabei Unterschiede der Exprimierung oder der Genamplifikation hinsichtlich der Lokalisation der Tumoren?

Haben die genannten Marker prognostische Relevanz?

Gibt es Zusammenhänge der Marker zueinander? Wenn ja, in welcher Form?

2 Einleitung

Die folgende Dissertation beschäftigt sich schwerpunktmässig mit dem Plattenepithelkarzinom des Mund- und Rachenraums - einer gravierenden und leider relativ häufig auftretenden Erkrankung des Menschen, deren Inzidenz sogar in den letzten Jahren immer weiter zunimmt [7]. Zum besseren Verständnis dieser malignen Erkrankung soll zunächst auf einige Grundlagen eingegangen werden. Hierbei muss deutlich zwischen dem oralen Plattenepithelkarzinom, dem Plattenepithelkarzinom des Rachenraums und dem Plattenepithelkarzinom des Kehlkopfs unterschieden werden.

2.1 Grundlegende Anatomie und Histologie des Mund- und Rachenraumes sowie des Kehlkopfes

Zum besseren Verständnis der nachfolgenden Teile dieser Arbeit geht der nachfolgende Abschnitt kursorisch auf die anatomischen und histologischen Verhältnisse des Mundraums sowie des Rachenraums und des Kehlkopfs ein. Dabei hat die Darstellung keinen Anspruch auf Vollständigkeit. Zur Vertiefung sei hiermit auf die einschlägigen anatomischen Standardwerke verwiesen.

2.1.1 Histologischer Aufbau von unverändertem Oberflächenepithel

Die äußere Oberfläche des menschlichen Körpers und seiner Hohlräume wird von Oberflächenepithel bekleidet, welches Grenzschichten vom Organismus zur Umwelt bildet. Somit sind die Epithelien allen Umwelteinflüssen mit chemischen, physikalischen und mechanischen Einflüssen und Noxen ausgesetzt und stellen eine primäre Barriere des Organismus gegen diese Einflüsse dar. Aus histologischer Sicht werden die Oberflächenepithelien morphologisch nach der Zahl der Zellschichten und der Form der oberflächlichen Zellen eingeteilt. So besteht z.B. einschichtiges Epithel nur aus einer Zelllage und ein geschichtetes Epithel aus zwei oder mehr Lagen von Zellen. Es sei darüber hinaus auf die einschlägigen Lehrbücher der Histologie verwiesen (z.B. Histologie, Junqueira und Carneiro, 4. Auflage, Berlin, 1996).

Grob wird unterschieden zwischen:
- einschichtigem Epithel, welches
  - *platt,*
  - *isoprismatisch* oder
  - *hochprismatisch* ausgebildet sein kann
- mehrreihigem Epithel
- mehrschichtigem Epithel, welches
  - *unverhornt platt*
  - *unverhornt hochprismatisch* oder
  - *verhornt platt* sein kann, und
- Übergangsepithel.

Im Folgenden wird nur auf die für die vorliegende Arbeit hauptsächlich relevanten Typen der Oberflächenepithelien eingegangen. Dies ist das mehrschichtige, unverhornte Plattenepithel (siehe auch Abb. 2.1.1a) und das mehrreihige, unverhornte Flimmerepithel (siehe Abb. 2.1.1b).

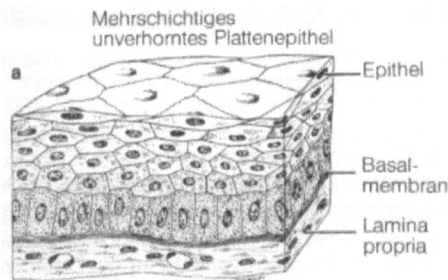

Abb. 2.1.1a: Schematische Darstellung des histologischen Aufbaus von mehrschichtigem, unverhornten Plattenepithel (aus: Histologie, Junqueira und Carneiro, 4. Auflage, Berlin, 1996).

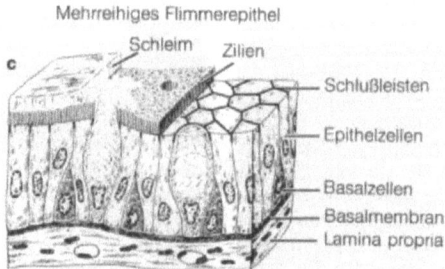

Abb. 2.1.2b: **Schematische Darstellung des histologischen Aufbaus von mehrreihigem unverhornten Flimmerepithel (sog. respiratorisches Epithel) (aus: Histologie, Junqueira und Carneiro, 4. Auflage, Berlin, 1996).**

Allgemein bilden die Zellen bei allen mehrschichtigen Epithelien viele übereinanderliegende Lagen. Die basal gelegenen Zellen sind dabei gewöhnlich iso- oder hochprismatisch. In den darauf folgenden Schichten werden die Zellen in Ihrer Form unregelmäßig und flachen zur Oberfläche hin immer weiter ab. Die Einteilung des mehrschichtigen Epithels erfolgt nach der Form der oberflächlichen Zellen. Darüberhinaus spielt das Vorkommen oder Fehlen einer Hornschicht an der Oberfläche eine Rolle. Das mehrschichtige unverhornte Epithel bedeckt innere Oberflächen, die stets feucht gehalten werden müssen, da sie sonst austrocknen. Hierzu zählen die („kutanen") Schleimhäute von Mund, Rachen, Ösophagus, Vagina und Analkanal.

Das mehrreihige Epithel bildet eine besondere Gruppe. Hierbei stehen zwar alle Zellen mit der Basalmembran in Verbindung, allerdings erreichen nicht alle die Oberfläche. Die Zellkerne liegen somit in verschiedenen Lagen. Zellen, die keinen Oberflächenbezug aufweisen, werden als Ersatzzellen angesehen. Als weitere Besonderheit weist das respiratorische Epithel an der Oberfläche Kinozilien auf. Das mehrreihige Flimmerepithel findet sich z.B. im Atmungstrakt und somit auch im Nasopharynx (siehe unten).

2.1.2 Grundlegende Anatomie des Mundraums, des Rachens und des Kehlkopfes

Die Mundhöhle, oder auch *Cavitas oris*, gliedert sich in den Mundvorhof (*Vestibulum oris*) und die eigentliche Mundhöhle (*Cavum oris proprium*). Diese beiden Räume werden unvollständig durch die Alveolarfortsätze und den Zahnreihen des Ober- und Unterkiefers voneinander getrennt. Nach dorsal geht der Mundraum über die Rachenenge (Isthmus faucium) in den Rachen oder auch Pharynx genannt, über. Die wesentlichen Bestandteile des Mundraums sind die Zunge und die Zähne.

Der gesamte Mundraum wird von Schleimhaut ausgekleidet, die allerdings regional im Mundraum unterschiedlich aufgebaut ist. Einen hohen Differenzierungsgrad weist die Schleimhaut im Bereich der dorsalen Zungenoberfläche auf. Dabei ist das Epithel der Mundschleimhaut überall mehrschichtig. Ein sogenanntes Stratum corneum, also eine Verhornung der oberflächlichen Zelllagen des Epithels, besitzt nur das orale Gingivaepithel. Hiermit ist das Epithel gemeint, welches dem Cavum oris zugewandt ist sowie das Epithel des harten Gaumens. Die übrige Mundschleimhaut weist ein unverhorntes mehrschichtiges Plattenepithel auf, welches an den Lippen und Wagen außerordentlich dick (490 ± 90 µm) und am Mundboden besonders dünn ist (86 ± 13 µm). Unterschiedliche Stärken des Epithels werden in Abbildung 2.1.2a illustriert.

Darüberhinaus sei auch an dieser Stelle auf die einschlägigen weiterführenden Lehrbücher der Anatomie verwiesen (z.B. Anatomie, Schiebler, Schmidt, Zilles, Seite 448, 8. Auflage, Berlin, 1999).

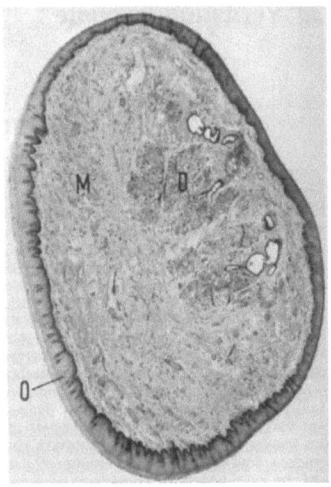

Abb. 2.1.2a: Querschnitt durch die Uvula. Sie ist von mehrschichtigem unverhornten Plattenepithel umgeben, das auf der oralen Seite (O) dicker ausgeprägt ist als auf der aboralen. D: seromuköse Drüsen; M: Musculus uvulae. HE-Färbung. (aus: Histologie, Junqueira und Carneiro, 4. Auflage, Berlin, 1996).

Die Besonderheit des auf den Mundraum folgenden Rachen oder auch Pharynx ist, dass sich in ihm die Luft- und die Speisewege kreuzen (siehe Abb. 2.1.2b). Beim Pharynx handelt es sich um einen 12 – 15 cm langen fibro-muskulären Schlauch der sich von der Schädelbasis

bis zum Beginn des Ösophagus erstreckt. Er verbindet somit gleichzeitig den Mund mit dem Ösophagus und den Nasenraum mit der Trachea. Er wird grob in drei Teile eingeteilt:
1. Epipharynx (oder auch Pars nasalis pharyngis)
2. Oropharynx (oder auch Pars oralis pharyngis
3. Hypopharynx (oder auch Pars laryngea pharyngis) welcher ventral den Eingang in den Kehlkopf aufweist und sich nach kaudal zum Ösophagusmund verschmälert.

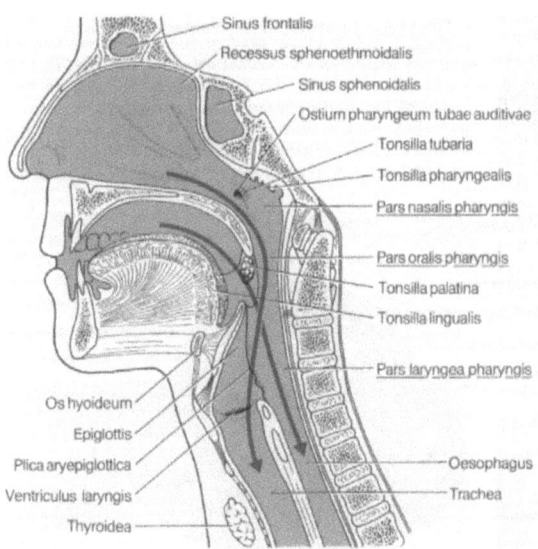

Abb. 2.1.2b: Der Pharynx und seine topographischen Beziehungen in einer schematischen Darstellung. Dargestellt ist ein medianer Sagittalschnitt durch die rechte, ventrale Kopf- Halsregion. Die Pfeile markieren die Kreuzung von Luft- und Speisewegen. (aus: Anatomie, Schiebler, Schmidt, Zilles, Seite 448, 8. Auflage, Berlin, 1999)

Der Abschnitt des Pharynx, der im Dienste der Atmung steht (Pars nasalis pharyngis) wird von einem mehrreihigen unverhornten Flimmerepithel (sog. respiratorisches Epithel) ausgekleidet. In dem Bereich, in dem gleichzeitig Nahrung durchgeleitet wird und damit die Oberfläche des Pharynx einer erhöhten mechanischen Beanspruchung ausgesetzt ist (Pars oralis pharyngis und Pars laryngea pharyngis) findet sich ein mehrschichtiges, unverhorntes Plattenepithel (siehe oben).

Auf den Pharynx folgt nach caudal zum einen der Ösophagus und zum Anderen der Kehlkopf, oder auch Larynx genannt. Dieser besteht makroskopisch aus einem knorpeligen Kehlkopfskelett, dessen Einzelteile durch Gelenke miteinander verbunden sind und durch Muskeln gegeneinander bewegt werden können, sowie aus Bindegewebsstrukturen, die u.a. Grundlagen für die der Tonerzeugung dienenden Stimmlippen sind.

Im Binnenraum wird der Kehlkopf auf Grund von zwei natürlichen Einengungen durch Schleimhautfalten (den Plicae vestibulares und den Plicae vocales) in drei Abschnitte eingeteilt. Diese sind (siehe auch Abb. 2.1.2c):

1. Das Vestibulum laryngis welches von Kehlkopfeingang bis zu den paarigen Plicae vestibulares reicht
2. Der Glottis. Die sich von den Taschenbändern bis zu den Stimmbändern (Plicae vocales) erstreckt, und
3. Der Cavitas infraglottica, die sich von der Stimmritze bis zum Kehlkopfausgang (exitus laryngis) erstreckt.

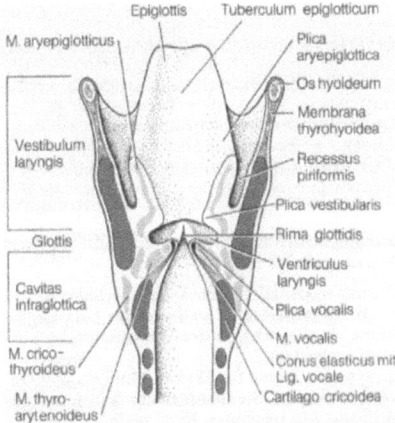

Abb. 2.1.2c: **Schematische Darstellung eines Frontalschnitts durch den Kehlkopf bei Blick von dorsal (aus: Anatomie, Schiebler, Schmidt, Zilles, Seite 452, 8. Auflage, Berlin, 1999).**

Ausgekleidet werden die Binnenräume des Kehlkopfes durch ein mehrreihiges respiratorische Flimmerepithel. Allerdings finden sich regional einige Besonderheiten. Der Kehldeckel (Epiglottis) wird lingual von einem mehrschichtigem unverhornten Plattenepithel bedeckt wohingegen laryngeal ein mehrschichtiges Flimmerepithel vorliegt. Im Bereich der Stimbänder (Plicae vocales) findet sich ein mehrschichtiges, stellenweise sogar verhorntes Plattenepithel.

2.2 Das Plattenepithelkarzinom des Kopf- Halsbereiches

Plattenepithelkarzinome sind von den Epithelien der Haut und der Schleimhäute ausgehende bösartige Tumore aus der Gruppe der Karzinome und kommen somit an unterschiedlichsten Lokalisationen des menschlichen Körpers, so zum Beispiel an Bronchien, der Haut, an Zervix und Ösophagus, in der Mundhöhle als auch an Pharynx, Larynx und im Genitalbereich vor. Seltener haben Plattenepithelkarzinome auch ihren Ursprung in anderen Geweben, die primär kein Plattenepithel besitzen, jedoch, meist bedingt durch einen chronischen Stimulus, die Fähigkeit zur Plattenmetaplasie haben. Diese Art der Gewebsumwandlung kann die Vorstufe einer Präkanzerose sein.

2.2.1 Epidemiologie

Weltweit sind Krebserkrankungen im Kopf-Hals-Bereich heute die sechsthäufigste Malignomerkrankung. In den Vereinigten Staaten von Amerika werden jährlich schätzungsweise 5000 neue Fälle eines oropharyngealen Karzinoms diagnostiziert (Statistik bezogen auf die Jahre 2000 bis 2001) [8, 9]. In der Mehrzahl (über 90% der Fälle) handelt es sich um Plattenepithelkarzinome. Weitere Daten zur Inzidenz des oropharyngealen Plattenepithelkarzinoms erhält man über das Hamburger Krebsregister (http://www.hamburger-krebsregister.de). Das **Plattenepithelkarzinom der Mundhöhle** liegt mit 6 % aller Krebserkrankungen weltweit an 6. Stelle und ist der achthäufigste Grund für einen tumorassoziierten Tod [10-12]. Weltweit werden jährlich ca. 200-300.000 Plattenepithelkarzinome der Mundhöhle neu diagnostiziert [13, 14]. Besonders häufig ist das Auftreten von Plattenepithelkarzinomen der Mundhöhle in Nordfrankreich, Südindien sowie in einigen Bereichen von Osteuropa und Lateinamerika [15]. Die Karzinome der Mundhöhle können bereits in der 2. Lebensdekade auftreten und weisen einen Erkrankungsgipfel zwischen dem 60. und 70. Lebensjahr auf (siehe auch Hamburger Krebsregister). Männer sind doppelt so häufig betroffen wie Frauen. Die Gruppe der **Pharynxkarzinome** setzt sich aus den Entitäten des Oropharynxkarzinoms, des Hypopharynxkarzinoms sowie des Nasopharynxkarzinoms zusammen. Neben den in diesem Bereich viel seltener auftretenden Neoplasien wie malignen Lymphomen, adenoid- zystischen Karzinomen, Adenokarzinomen und Mukodermoidkarzinomen entfällt auch hier der weit häufigste

Anteil auf das Plattenepithelkarzinom [16]. Insgesamt sind Pharynxkarzinome sehr viel seltener als das Mundhöhlenkarzinom: Die Inzidenz für Oropharynxkarzinome liegt zwischen 0,5 und 2 pro 100000 Einwohner und Jahr, die Inzidenz für Nasopharynxkarzinome wird mit 0,5 bis 1 angegeben. Hervorzuheben ist jedoch das endemische Auftreten des Nasopharynxkarzinoms in Taiwan, Südchina, Südostasien und Teilen Nordafrikas. Während in Mitteleuropa und Nordamerika Nasopharynxkarzinome lediglich 0,2% aller Tumorerkrankungen ausmachen beträgt hier der Anteil an allen Krebserkrankungen 18% und Nasopharynxkarzinome gelten als die häufigste Todesursache bei jungen Männern [17]. Das **Larynxkarzinom** widerum gehört zu den häufigeren malignen Tumoren im Halsbereich. Jährlich erkranken in Deutschland etwa 3500 Männer und 500 Frauen. Der Erkrankungsgipfel liegt zwischen dem 50. und 70. Lebensjahr [18, 19].

2.2.2 Ätiologie

Für die Entstehung oropharyngealer Karzinome insgesamt werden sowohl exogene als auch endogene Ursachen diskutiert. Zu letzteren zählen neben Alter, Geschlecht und Immunstatus insbesondere auch die individuell genetische Veranlagung zur Entwicklung einer Tumorerkrankung [20]. Man geht davon aus, dass eine positive Familienanamnese (mindestens ein Familienmitglied ist an einem Plattenepithelkarzinom im Kopf- Halsbereich erkrankt) ein zwei bis vierfach erhöhtes Risiko zur Entwicklung eines Plattenepithelkarzinoms in jeglicher anatomischen Lokalisation birgt. Zudem ist bekannt, dass Individuen, die an einer Fanconi-Anämie leiden ein 500-700fach erhöhtes Risiko haben, ein Plattenepithelkarzinom speziell im Kopf- Halsbereich zu entwickeln. Unter den exogen wirksamen Faktoren finden in der Literatur vor allem Tabak- und Alkoholkonsum Erwähnung, welche zu den wichtigsten ätiologischen Faktoren für die Entstehung von Plattenepithelkarzinomen im Kopf- Halsbereich gezählt werden [14, 21-25]. Hierbei scheint Alkoholabusus nicht nur ein unabhängiger Risikofaktor für die Entwicklung eines Plattenepithelkarzinoms zu sein sondern auch das karzinogene Potential von Tabakrauch zu potenzieren. Studien zeigen, dass es in Abhängigkeit von Menge und Konzentration des zu sich genommenen Alkohols zu einer zunehmenden Oberflächenschädigung des Schleimhautepithels kommt, wodurch die Aufnahme karzinogener Inhaltsstoffe des Tabakrauches erleichtert wird [22, 23, 26-29]. Eine weitere Ursache für die Entwicklung von oropharyngealen Plattenepithelkarzinomen insbesondere im asiatischen und afrikanischen Raum scheint der Genuss von Betelnüssen zu sein [28, 30-32]. Bei der Entstehung von Plattenepithelkarzinomen speziell im Bereich der Mundhöhle kommen auch andauernde mechanische Irritationen, z.B. durch schlecht sitzende Prothesen, in Betracht. Auch eine mangelnde Mundhygiene allgemein scheint einen potentiell fördernden Einfluss auf die Karzinogenese des oralen Plattenepithelkarzinoms zu haben [28]. Weitere potentiell förderliche Faktoren für die Entstehung eines Plattenepithelkarzinoms des Kopf- Halsbereiches sind ionisierende Strahlung, Mangelernährung (insbesondere Vitamin A- und Eisenmangel) sowie Virusinfektionen: Bei über 85% der an einem Nasopharynxkarzinom erkrankten Patienten finden sich positive Antikörper gegen das Epstein- Barr- Virus - Kapsidantigen. Neuere Studien belegen außerdem die Rolle von HPV (Humanes Papillom Virus) in der Onkogenese des oropharyngealen Plattenepithelkarzinoms [33, 34].

2.2.3 Klinik

Die klinische Bandbreite bei Patienten mit einem Karzinom im Kopf- Hals Bereich variiert je nach Lokalisation und Tumorprogress erheblich: so sind asymptomatische Befunde mit minimalen Schleimhautveränderungen bei initialen Plattenepithelkarzinomen keine Seltenheit, weshalb eine penible Inspektion des Patienten erforderlich ist. Die meisten Patienten werden jedoch mit bereits deutlichen Zeichen und typischen Symptomen einer fokal fortgeschrittenen Tumorerkrankung vorstellig. Schmerzen, Fötor ex ore, Sprech- und Mundöffnungsbehinderung sowie ausstrahlende Schmerzen zum Ohr, Unterkiefer und Hals bei Mundhöhlenkarzinomen, Nasenbluten, erschwerte Nasenatmung, Otitis media bei Pharynxkarzinomen sowie Dyspnoe, Globusgefühl und anhaltende Heiserkeit bei Larynxkarzinomen sind typische klinische Befunde. Weitere häufige Begleiterscheinungen sind zudem Gewichtsverlust, Fieber und Nachtschweiß (sogenannte B-Symptomatik), Tumorblutungen und Anämie. Aufgrund von bakterieller Superinfektion des Tumorgewebes ist eine entzündliche Begleitreaktion der angrenzenden Weichteile zusammen mit einer Schwellung der Halslymphknoten häufig, was die klinische Abgrenzung zu Lymphknotenmetastasen erschweren kann.
Im Anschluss an Anamnese und klinische Untersuchung inklusive Lymphknotenpalpation ist zwecks histologischer Diagnosesicherung die Entnahme von Probebiopsien aus den suspekten Gewebearealen erforderlich. Des Weiteren erfolgt für das Tumorstaging und die Therapieplanung die bildgebende Diagnostik mittels Sonographie, Röntgen sowie Computer- und Magnetresonanztomographie.

2.2.4 Morphologie

Im folgenden Abschnitt soll das grundlegende klinische und histologische Erscheinungsbild von Plattenepithelkarzinomen im Kopf- und Halsbereich dargestellt werden. Nach kurzer Präsentation der makroskopischen Erscheinunsformen folgt die kursorische Darstellung der histologisch und immunhistologisch typischen Befunde.

2.2.4.1 Makroskopie

Sehr häufig entwickeln sich Plattenepitelkarzinome auf der Basis oraler Präkanzerosen [22, 35, 36]. Die häufigste Präkanzerose ist die Leukoplakie, eine weiße, nicht abwischbare Effloreszenz der Schleimhaut, die in 2-6% der Fälle zu einer malignen Transformation mit Übergang in ein Plattenepithelkarzinom führt [37, 38] (siehe auch Abb. 2.2.4.1a). Weitere orale Präkanzerosen sind die Erythroplakie sowie der orale Lichen ruber.

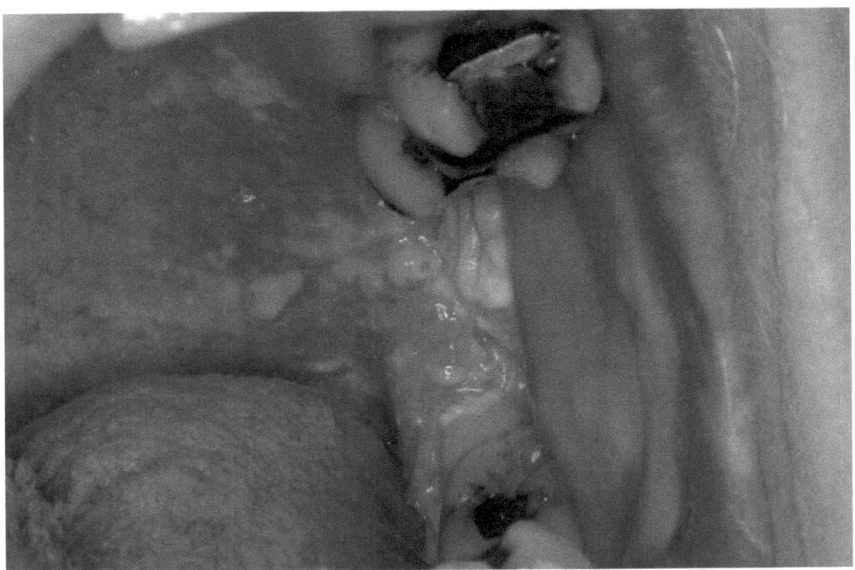

Abb. 2.2.4.1a: Klinischer Befund eines intermaxillären Plattenepithelkarzinom links. Entstehung des Karzinoms aus einer Leukoplakie der Mundschleimhaut. Patient zum Zeitpunkt der Diagnose 56 Jahre alt. Nikotinabusus (ca. 35 packyears).

Plattenepithelkarzinome des Kopf- Halsbereiches kommen in unterschiedlichen Differenzierungsgraden vor. Oft erscheinen sie als verrukös- flächenhaft wachsende exophytische Tumoren mit höckeriger, zerklüfteter, zum Teil fibrinbelegter und vulnerabler, blutender Oberfläche. Bei endophytischem Tumorwachstum imponiert klinisch ein Ulcus mit aufgeworfenem Randwall und derb palpabler Tumorbasis. Im Bereich der Mundhöhle sind Plattenepithelkarzinome vornehmlich im vorderen und seitlichen Mundbodenbereich lokalisiert, gefolgt vom unteren und oberen Alveolarfortsatz, Zungenkörper und Zungengrund, den Lippen, der Wangenschleimhaut, der Tonsillenregion sowie dem weichen und harten Gaumen [11] (siehe auch Abb. 2.2.4.1b und Abb. 2.2.4.1c).

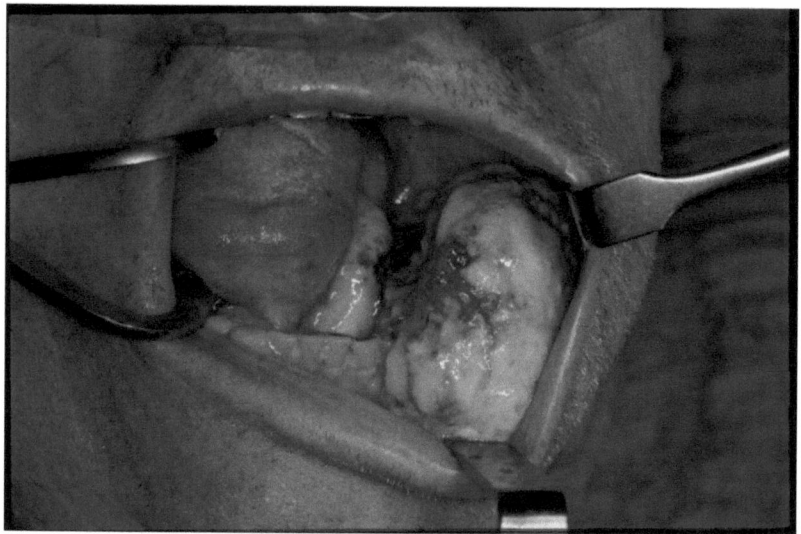

Abb. 2.2.4.1b: Klinischer Befund eines fibrin - belegten, exophytisch wachsenden Plattenepithelkarzinoms im Bereich des Mundbodens und des Unterkieferfortsatzes links. Patient zum Zeitpunkt der Diagnose 56 Jahre alt, Nikotinabusus (32 packyears), Ethanolabusus seit Jahren.

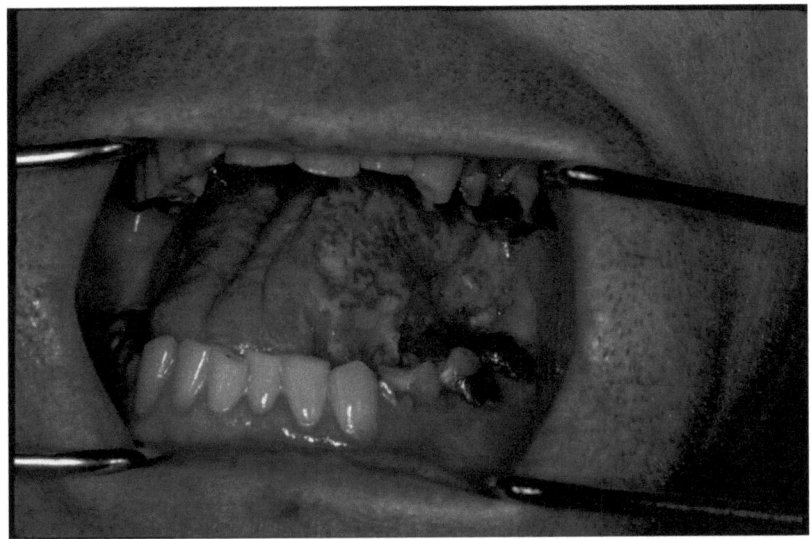

Abb. 2.2.4.1c: Klinischer Befund eines Plattenepithelkarzinoms im Bereich des Zungenrands und des Mundbodens links. Es findet sich ein zentrales Ulcus mit deutlichem umgebenden Randwall. Patient zum Zeitpunkt der Diagnose 62 Jahre alt, Nikotinabusus (ca. 40 packyears).

Im Bereich des Oropharynx ist das Tonsillenkarzinom am häufigsten. Nasopharynxkarzinome entwickeln sich meist von den seitlichen Wänden und vom Dach des Nasenrachens. Hypopharynxkarzinome sind in 60% der Fälle im Sinus piriformis lokalisiert, 30% der Hypopharynxkarzinome entstehen in der Postkrikoidregion, 10% haben ihren Ursprung an der Hypopharynxhinterwand. Bei den Larynxkarzinomen führt das Glottiskarzinom gefolgt vom supraglottischen Karzinom. Sub- und transglottische Karzinome sind eine Seltenheit [7].

Nach Maßgabe der UICC richtet sich die klinische TNM- Klassifikation des Plattenepithelkarzinoms des Kopf- und Halsbereichs nach dem Durchmesser des Tumors (T), nach dem Befall der lokalen Lymphknoten (N) und nach eventuell vorliegenden Fernmetastasen (M):

Tumordurchmesser:

T1: bis zu 2 cm

T2: 2,1 bis 4 cm

T3: > 4 cm

T4: Tumorinfiltration in umliegende Strukturen wie beispielsweise Knochen, Halsweichteile, Zungenmuskulatur, unabhängig von der Tumorgröße.

Lymphknotenbefall:

N1: ipsilateraler solitärer Befall ≤ 3 cm im Durchmesser

N2: a) ipsilateral solitär > 3-6 cm im Durchmesser

b) ipsilateral multipel ≤ 6 cm im Durchmesser

c) bilateral und kontralateral ≤ 6 cm im Durchmesser

N3: Befall über 6 cm im Durchmesser

Vorliegen von Fernmetastasen:

M0: Fernmetastasen liegen nicht vor

M1: Fernmetastasen liegen vor

2.2.4.2 Mikroskopie: Histologie und Immunhistochemie

Das Plattenepithelkarzinom ist ein epithelialer maligner Tumor der Keratinozyten. Es ist charakterisiert durch vom Epithel ausgehende eosinophile Tumorzellproliferate, die fingerförmig oder in breiten Verbänden in die Tiefe reichen und die Basalmembranzone durchbrechen. Zur Tiefe hin zeigen sich unterschiedlich große Tumorzellinseln mit scharfer Randbegrenzung. Im Tumorzentrum finden sich gehäuft konzentrisch angeordnete Keratinozyten mit inkompletter Keratinisationszone, sogenannte Hornperlen. Die Tumorzellen zeigen unterschiedlich ausgeprägte Zellatypien mit Kernpleomorphie und Einzelzelldyskeratosen. Es finden sich zahlreiche Mitosen, die typische Schichtung bzw. die Polarisation der Keratinozyten wie sie im eigentlichen Epithel vorhanden ist (siehe Abschnitt 2.1.1) ist aufgehoben. Je nach histologischem Differenzierungsgrad und weiteren wesentlichen histologischen Merkmalen (s.u.) erfolgt das Grading der Kopf- und Hals- Plattenepithelkarzinome nach ANNEROTH et. al. [39-42]:

Eigenschaften der Tumorzellen	Score
1. Keratinisierungsgrad	1 bis 4
2. Kernpolymorphismen	1 bis 4
3. Anzahl der Mitosen	1 bis 4

Bewertung des Verhältnisses zwischen Tumorzellen und des Bindegewebes

    4. Invasionsmuster   1 bis 4
    5. Leukocyteninfiltration   1 bis 4
    6. Malignitäts-Score (Summe aller Scores von 1. bis 5.)

Ein hoher Maliginitäts-Score zeigt einen nur noch schlecht differenzierten Tumor an.

Weiterhin kann histologisch die Differenzierung der Tumorzellen bzw. die Entdifferenzierung der Tumorzellen in Bezug auf das Ausgangsgewebe beurteilt und eingeteilt werden. Hierbei wird das sogenannte Grading (G) System verwendet. Hierbei bestehen drei Stufen, die die Differenzierung der Tumorzellen beschreibt:

    G1:   gut differenziert (low grade)
    G2:   mäßig differenziert (intermediate grade)
    G3:   schlecht differenziert bis undifferenziert (high grade)

Histologisch lassen sich mehrere Varianten des Plattenepithelkarzinoms unterscheiden. Das akantholytische Plattenepithelkarzinom ist histologisch charakterisiert durch Foki mit Akantholysen durch dyskeratotische Verhornung. Das muzinsezernierende Plattenepithelkarzinom ist eine ausgesprochen seltene Variante und weist eine schlechtere Prognose auf als herkömmliche Plattenepithelkarzinome. Ebenfalls eine schlechtere Prognose mit hohem Metastasierungs- und Rezidivrisiko haben das desmoplastische Plattenepithelkarzinom und das durch aggressiv- infiltrierenden Wuchs charakterisierte spindelzelliges Plattenepithelkarzinom. Weitere seltene Varianten sind das kleinzellige und das klarzellige Plattenepithelkarzinom. Immunhistochemisch zeigt das Plattenepithelkarzinom eine deutliche Positivität für den Marker Zytokeratin. Zusätzlich zeigt sich im Rahmen der zunehmenden Entdifferenzierung eine EMA-Positivität.

2.2.5 Molekulargenetik

Der Phänotyp einer jeden menschlichen Zelle ist genetisch determiniert. Molekulare Grundlage der genetischen Verschlüsselung und Träger der Erbinformation stellt die DNS (Desoxyribonukleinsäure) dar. Die DNS besteht aus Nukleinsäuren, die in einer Doppelhelixstruktur organisiert sind und lässt sich in funktionelle Untereinheiten, die Gene aufteilen. Unter anderem enthält die DNS die Gene die für Proteine kodieren, die für den Zellstoffwechsel wichtig sind. Sofern benötigt wird die im Zellkern gelagerte Information zur Synthese bestimmter Proteine mittels der sogenannten messenger RNS (mRNS) in das Zytosplasma der Zelle gebracht. Der Prozess der messenger RNS Herstellung wird Transkription genannt. Die anschließende Übersetzung der genetischen Information aus einer Nukleotidsequenz in ein Protein wird Translation genannt.

2.2.5.1 Kontrollmechanismen des Zellwachstums und der Zellproliferation

Als Zellzyklus werden die zyklisch zwischen zwei Zellteilungen stattfindenden Ereignisse zusammengefasst. Er besteht aus Interphase und Mitose. Die Interphase wiederum gliedert sich in eine G1-Phase (G = gap) mit überwiegend Zellwachstum, Bildung von Zellorganellen, Proteinbio- und RNS-Synthese, G0-Phase (Ruhephase), S-Phase (S = Synthese) mit Verdopplung der DNS und eine G2-Phase. In dieser Phase erfolgt die Kontrolle der Replikation sowie die Reparatur der DNS. Je nach Zelltyp beträgt die Dauer eines Zellzyklus weniger als 10 Stunden (z.B. Epithelzellen) oder beträgt länger als 1 Jahr bei sich langsam teilenden Zellen (z.B. Lebergewebe) [43]. Der Ablauf der Zellzyklusphasen ist ein komplexes Geschehen, dass über ein Zusammenwirken zahlreicher molekularer Faktoren gesteuert und durch spezifische Steuerungsmechanismen überwacht wird. Kommt es zu einem fehlerhaften Ablauf kann idealerweise der Zellzyklus unterbrochen, Reparaturen oder sogar der programmierte Zelltod (Apoptose) durch Aussendung bestimmter Signale eingeleitet werden. Spezielle Zyklusproteine wie zum Beispiel die Cyclin – abhängigen - Kinasen spielen in diesem Zusammenhang wahrscheinlich eine Rolle [44]. Kommt es durch Mutation von Genen, die Einfluss auf die Zellzyklusregulation haben zu einer Störung der Regulationsmechanismen können neoplastische Veränderungen auftreten. Der Zellzyklus von Tumorzellen wird nicht mehr durch den Organismus kontrolliert und es kommt zu einer ungehemmten, autonomen Zellteilung.

2.2.5.2 Zellzyklusregulatoren

Eine hohe Zellproliferationsrate ist ein Schlüsselcharakteristikum für die Aggressivität maligner Tumoren. Gene, die Einfluss auf die Proliferationsrate der Zellen haben und in Malignomen durch einen gesteigerte Aktivität zur Proliferationssteigerung des Tumors beitragen, sind von großem wisenschaftlichen Interesse, da sie mögliche Ziele einer gerichteten Therapie oder als prognostische Marker eingesetzt werden könnten.

Wie bereits oben erwähnt wird der Zellzyklus durch zahlreiche molekulare Faktoren gesteuert und kontrolliert. Als Zellzyklusregulatoren haben hierbei Zykline einen wesentlichen Einfluss und stellen einen Schlüsselfaktor der Zellzykluskontrolle und –regulation dar. Sie werden durch CDKis (Zyklinabhängige Kinaseinhibitoren) reguliert und ihre Aktivierung fördert den Zellzyklus und steigert so die Zellvermehrung. Im Falle des Cyclin D1 werden zum einen das Gen des Cyclin D1, im Weiteren „CCND1" genannt, und das fertige Protein (ergo das Produkt des CCND1), welches im Weiteren als „Cyclin D1" bezeichnet wird, unterschieden. Das Cyclin D1-Gen CCND1 konnte auf Chromosom 11q13 lokalisiert werden. Es phosphorylisiert das Retinoblastom-Gen (Rb), was zum Übergang der G1 in die S-Phase führt. Wie zahlreiche Studien belegen zeigt sich beim Plattenepithelkarzinom der Mundhöhle in 20-68% der Fälle eine gesteigerte Expression und Amplifikation von Cyclin D1. Dieses wiederum korreliert im unterschiedlichen Ausmaß mit Rezidivrate, Lymphknotenmetastasierung und dem Überleben der Patienten [28, 45-51] und scheinen Indikatoren einer schlechteren Prognose zu sein [52-54]. Die Überexpression von Cyclin D1 führt mit der Verkürzung der G1-Phase und einer zunehmenden Unabhängigkeit von Wachstumsfaktoren zu einer anormalen Zellproliferation, die ein Auftreten von zusätzlichen genetischen Läsionen begünstigt [55, 56].

Ki67 hingegen ist ein monoklonaler Antikörper und Marker für die Zellproliferation. Während der Interphase kann Ki67 ausschließlich im Zellkern nachgewiesen werden, während es in der Mitose auf der Oberfläche der Chromosomen nachweisbar ist. Der Antikörper bindet an ein Zellprotein, das während der G1-, S- und G2 Phase ausgeschüttet wird. In der G0- Phase kann es nicht nachgewiesen werden. Ki67 wird neben dem TNM Stadium als möglicher eigenständiger prognostischer Marker hinsichtlich des Überlebens beschrieben [57, 58] und hat sich beim Mundhöhlenkarzinom ebenfalls als repräsentativer Marker für die Zellproliferation erwiesen [1], [2]. Eine prognostische Relevanz von Ki67 für das Mundhöhlenkarzinom wurde in mehreren Studien gezeigt [3, 4, 59-62].

2.2.5.3 Amplifikationen

Der Begriff der „Genamplifikation" bezeichnet die Vervielfältigung einer spezifischen DNA-Sequenz aus dem Genom einer menschlichen Zelle. Die Ursache der Genamplifikationen ist meist unbekannt und betrifft häufig Areale des Genoms, in denen gehäuft Onkogene vorkommen [63]. Die amplifizierte Sequenz (Amplikon) enthält in den meisten Fällen mehrere Gene [64], wobei die meisten der betroffenen Gene für Wachstumsfaktoren, Kinasen und Wachstumsfaktor-Rezeptoren codieren. Die Expressionsstärke amplifizierter Gene wird in der

Regel (pro Gen) nicht erhöht, so dass die produzierte m-RNA und Genproduktmenge fast proportional zur Kopiezahl des amplifizierten Gens ist.

Die chromosomale Region 11q13 gehört zu den am häufigsten amplifizierten Regionen des Mundhöhlenkarzinoms und beinhaltet unter anderem CCND1, das Gen für Cyclin D1 [56]. Eine Amplifikation dieser Region wird in 30-50% aller Tumoren in der Kopf-, Hals-Region gefunden [5, 6, 65-67]. In dieser Region wird darüber hinaus der Sitz noch weiterer Onkogene vermutet.

2.2.6 Therapie

Die therapeutische Versorgung von Plattenepithelkarzinomen im Kopf- Hals Bereich stützt sich heute im Wesentlichen auf drei Therapiemodalitäten sowie deren Kombination miteinander: Chirurgische Operation, Radiotherapie und Chemotherapie. Bei dem oralen Plattenepithelkarzinom besitzt die chirurgische Therapie bei operablen Tumoren in der Regel den höchsten Stellenwert. Allerdings hängt dies vom Stadium der Tumoren zum Zeitpunkt der Diagnose ab. Bei sehr kleinen Tumoren ist die Radiotherapie ebenfalls eine mögliche Alternative. Bei der chirurgischen Intervention ist zumeist die R0-Resektion, das heißt die Tumorresektion im Gesunden - nach Möglichkeit mit einem Sicherheitsabstand zum Tumorgewebe zwischen 1 - 2cm - das Ziel der Behandlung.

Aufgrund der Tumorausdehnung mit zum Operationszeitpunkt bereits nachweisbaren Metastasen- suspekten Lymphknoten wird zusätzlich im unmittelbaren Zusammenhang mit der Operation des Primärtumors häufig die Durchführung einer Halslymphknotenausräumung, die so genannte „Neck Dissection" erforderlich [68]. Früher wurde hierbei ein meist radikales Vorgehen unter Entfernung des Musculus sternocleidomastoideus, des Nervus accessorius sowie der Vena jugularis interna angestrebt. Da mehrere Studien jedoch zeigen konnten, das ein weniger radikales Vorgehen keinen Einfluss auf die weitere Überlebenszeit des Patienten hat [69, 70], wird heute in aller Regel die „funktionelle" Neck- dissection favorisiert, bei der extralymphatische Strukturen erhalten bleiben. Die Tumorlokalisation in weiter caudal gelegenen Abschnitten des Halses, insbesondere im Nasopharynx erschwert vielfach einen primär chirurgischen Zugang zum Operationsgebiet. In diesen Fällen gewinnt die Strahlentherapie einen höheren Stellenwert. Ziel der Radiotherapie ist eine möglichst gezielte Tumorzellvernichtung unter größtmöglicher Schonung des in ummittelbarer Nachbarschaft des Tumors befindlichen gesunden Gewebes. Auch Chemotherapien finden in der Therapie von Plattenepithelkarzinomen im Kopf- und Halsbereich ihre Anwendung. Cisplatin gilt als die chemotherapeutisch wirksamste Substanz bei der Behandlung von Plattenepithelkarzinomen im Kopf-Halsbereich [71]. Oft kommen auch Kombinationstherapien, bei denen mindestens zwei chemotherapeutisch wirksame Substanzen gemeinsam verabreicht werden zum Einsatz: Hierbei konnten unter der Kombinations- Chemotherapie mit Cisplatin bzw. Carboplatin und einer 5-Fluorouracil- Dauerinfusion die höchsten Remissionsraten erzielt werden [68, 72].

Angesichts der unterschiedlichen Therapiemodalitäten sollte jeweils eine für den Patienten individuelle Therapieplanung erfolgen. Dies macht eine enge interdisziplinäre Zusammenarbeit chirurgischer, onkologischer, hämtologischer, strahlentherapeutischer und radioonkologischer Fachabteilungen erforderlich.

2.2.7 Prognose

Die Heilungsraten des Plattenepithelkarzinoms im Kopf Hals Bereich sind, wie bei allen malignen Neoplasien, stark abhängig vom Tumorstadium. Das TNM- System, ein weltweit akzeptiertes Klassifikationssystem für Krebserkrankungen, beschreibt sehr genau die anatomische Tumorausbreitung und gilt als stärkster prädiktiver Faktor für den Behandlungserfolg [28]. Neben der Tumorgröße (Ausdehnung T- Stadium) gilt der Status des Lymphknotenbefalls als bedeutenster prognostischer Faktor. Auch der histologische Differenzierungsgrad des Tumorgewebes (Grading) und die invasive Tumor- Front IFT [73-75] gelten als prognostisch aussagekräftig. Die IFT beurteilt die Tumorzellschicht, die in unmittelbarem Kontakt zum gesunden Umgebungsgewebe steht, unter Berücksichtigung histopathologischer Kriterien wie Keratinisierungsgrad, nukleärem Polymorphismus und Invasionsverhalten. Auch Alter und Geschlecht der Patienten sowie der Regressionsgrad nach präoperativer Chemotherapie wurden als prognostische Faktoren beschrieben [76, 77]. Histologische Kriterien, die mit einer schlechteren Prognose in Verbindung stehen sind die Tumorinfiltrationstiefe, die Gefäßinvasion, ein hoher Entdifferenzierungsgrad, ein hoher Mitoseindex, die Tumorulceration sowie ein perineurales Wachstumsmuster.

Obwohl neue Behandlungsmöglichkeiten Eingang in die Diagnostik und Therapie der Karzinompatienten gefunden haben und etablierte Strategien modifiziert wurden, besteht für das Mundhöhlenkarzinom weiterhin eine beinahe unveränderte schlechte Prognose mit einer 5-Jahres Überlebenswahrscheinlichkeit von ungefähr 56 % [21, 78]. Die 5-Jahres Überlebenswahrscheinlichkeit des Oropharynxkarzinoms und des Nasopharynxkarzinoms variieren von 90% bzw. 75% im Stadium 1 bis unter 35% im Stadium 4. Die 5-Jahres Überlebenswahrscheinlichkeit bei Larynxkarzinomen wird durch das Saarländische Krebsregister mit 65,4% angegeben.

Die Literaturanalyse ergibt, dass bereits eine Reihe molekularer Marker für Plattenepithelkarzinome im Kopf als Bereich bekannt sind, diese jedoch derzeit noch keine gesicherten Rückschlüsse auf die Prognose zulassen (z.B. [79]). Angesichts der häufig infausten Krankheitsverläufe wäre es für die Zukunft wünschenswert, neue Indikatoren und Tumormarker zu finden, die sich bei dem Erstellen individueller tumorspezifischer Therapien und zur Kontrolle des Therapieerfolges als hilfreich erweisen.

3 Material und Methoden

Zur Durchführung der diversen Untersuchungen an einem solch großen Patientenkollektiv wie in der vorliegenden Arbeit kam eine relativ neue Technik zum Einsatz, die eine ökonomische Untersuchung und Färbung der diversen Proben ermöglichte. Dies ist die sogenannte Tissue – Micro – Array Technik (TMA), die zunächst dargestellt werden soll.

3.1 Die „Tissue - Micro - Array" (TMA) Technik

Der große Vorteil der TMA Technik besteht darin, dass es möglich ist, eine große Anzahl von Proben von zuvor definierten Regionen verschiedener Tumoren in einem einzigen Paraffinblock unterbringen zu können. Von diesem Paraffinblock können in der Folge Schnitte angefertigt werden, die dann sparend z.B. immunhistochemisch angefärbt werden können.

Zur Anfertigung des Paraffinblocks ist zunächst die Markierung der Entnahmeregion (in diesem Fall Tumorgewebe) auf dem Spenderparaffinblock notwendig (siehe Abbildung 3.1.1). Aus diesem markierten Bereich wird mit Hilfe einer Stanze (Innendurchmesser 0,6mm) eine Probe entnommen und in den Empfängerparaffinblock eingebracht. Vor dem Einbringen der Probe in den Empfängerparaffinblock muss dieser in passender Größe vorgebohrt werden. Auf diese Weise können bis zu 1.000 (s.o.) Proben auf einem 20 x 40 mm großen Empfängerparaffinblock untergebracht werden.

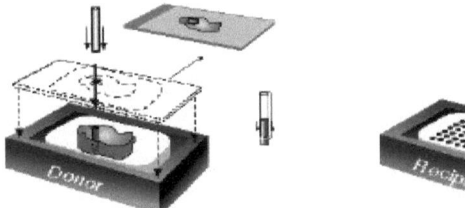

Abb. 3.1.1: Tumor-Array-Herstellung: Durch ein Stanzinstrument (innerer Durchmesser ca. 600 µm) wird aus einem markierten Bereich eines Spenderparaffinblocks (Donor) eine Probe entnommen (links). Nach Vorbohrung des Empfängerparaffinblocks (Recipient; rechts) an entsprechender Stelle kann die entnommene Probe eingebracht werden. Dieser Vorgang kann mit einem Empfängerblock und wechselnden Spenderblöcken bis zu 1.000 Mal wiederholt werden.

Nach Fertigstellung des Empfängerblocks werden von diesem nun 4µm starke Paraffinschnitte angefertigt, die nach Übertragung auf einen Objektträger histologisch weiter verarbeitet werden können (siehe Abb. 3.1.2).

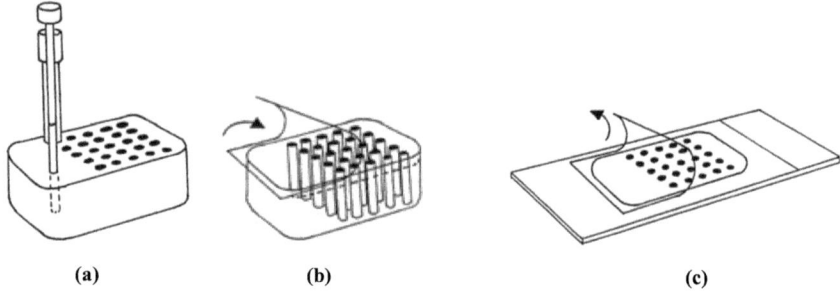

(a) (b) (c)

Abb. 3.1.2: Herstellung eines Paraffinschnitts vom angefertigten Empfängerparaffinblock. (a): Herstellung des Paraffinblocks mit Einbringen der Probe; (b): Anfertigung des 4µm starken Paraffinschnitts; (c): Aufbringen des Schnitts auf einen Objektträger zur weiteren Aufarbeitung

Abbildung 3.1.3 zeigt typische Beispiele der angefertigten TMA`s in einer makroskopischen Übersicht und auf mikroskopischem Niveau.

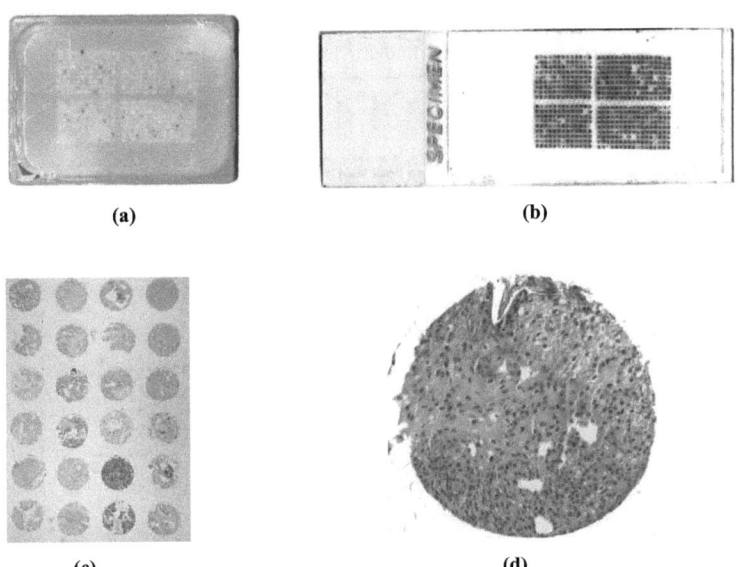

Abb. 3.1.3: Typische Beispiele für angefertigte TMA`s auf makroskopischem und mikroskopischem Niveau. (a): Fertiger Empfängerparaffinblock mit eingebrachten Spenderstanzzylindern; (b): Objektträger mit Paraffinschnitt des Spenderblocks und nach Anfärbung (hier: Hämatoxyllin-Eosin Färbung; H.E.- Färbung); (c): Mikroskopischer Ausschnitt eines TMA`s bei immunhistochemischer Färbung (Übersichtsvergrößerung); (d): Mikroskopische Darstellung eines Gewebespots (einer Stanze, d.h. einer Probe) bei H.E. Färbung.

3.2 Patienten- und Gewebekollektiv

Für die durchgeführten Untersuchungen lagen zwei tissue – microrrays vor, an denen die immunhistochemischen und die fluoreszenz – in situ – Hybridisierungen (FISH Analysen, sihe unten) vorgenommen wurden. Die TMA`s stammten aus Basel und aus Hamburg, wobei der hamburger TMA im Rahmen dieser Doktorarbeit inklusive der Follow-Up Daten zu den Patienten zusammengetragen wurde.

Der hamburger TMA setzt sich dabei aus Gewebe von Patienten zusammen, die zwischen 1988 und 2007 in der zahn-, mund-, kiefer- und gesichtschirurgischen Klinik des Universitätskrankenhauses Hamburg-Eppendorf auf Grund eines Plattenepithelkarzinoms der Mundhöhle bzw. des Mundbodens operiert bzw. behandelt wurden und deren Tumorgewebe im Institut für Pathologie des Universitätsklinikums Hamburg-Eppendorf (Direktor: Prof. Dr. G. Sauter) untersucht wurde. Von allen Patienten konnten klinische Verlaufsdaten (inklusive Therapie, Zeitpunkt eines Rezidivs oder des Auftretens von Metastasen sowie eventueller Todeszeitpunkt) erfasst werden.

Für die Herstellung des TMA standen Gewebsproben eines Mundhöhlenkarzinoms von 222 Patienten (157 männliche und 65 weiblichen Patienten) zur Verfügung. Im Array befanden sich 33 Zungenrand, 122 Mundboden, 35 Alveolarfortsatz, 10 intermaxilläre und 22 Oberkiefer- Plattenepithelkarzinome. Das mittlere Alter dieser Patienten betrug 56 Jahre (20 und 93 Jahre), bei einer mittleren Nachbeobachtungszeit von 46,3 Monaten (min. 1- max. 306 Monate). Hinsichtlich der Therapie ließen sich die Patienten in neun Gruppen einteilen: 124 Patienten erhielten als Therapie ausschließlich eine operative Versorgung. Bei 58 Patienten erfolgte im Anschluss an die Operation eine Strahlentherapie. Weitere 12 Patienten erhielten im Anschluss an die Operation eine Strahlen- und Chemo-Kombinationstherapie. Eine primäre Strahlentherapie erhielten sechs Patienten und eine primäre Chemotherapie wurde in einem Fall durchgeführt. Eine primäre Strahlentherapie mit anschließender Operation wurde bei 13 Patienten durchgeführt. Eine primäre kombinierte Radio-, Chemotherapie fand in zwei Fällen statt. In fünf Fällen erfolgte nach durchgeführter Operation wegen eines Rezidivs nur noch eine Strahlentherapie. Zudem erfolgte bei einem Patienten, der eine Operation mit anschließender Chemotherapie erhalten hatte, bei Vorliegen eines Rezidivs erneut eine Chemotherapie.

Die Überlebensdaten konnten entweder mit Hilfe von Akteneinträgen der klinikinternen Dokumentation des stationären Aufenthaltes, der Ambulanzakte (Tumorsprechstunde), durch Mithilfe des Hamburger Krebsregisters oder der betreuenden Hausärzte bei 216 von insgesamt 222 Patienten erhoben werden. Tumorstadium, Grading und Lymphknotenstatus der untersuchten Mundhöhlenkarzinompatienten wurden anhand des jeweils ersten pathologischen Berichts nach UICC-Richtlinien erhoben. Das Tumorstadium pT1 lag in 59 Fällen, pT2 in 75 Fällen, pT3 in 28 Fällen und pT4 in 60 Fällen vor. Der Nodalstatus der Patienten bzw. der im Array befindlichen Tumorproben setzte sich wie folgt zusammen: pN0 in 115, pN1 in 34, pN2 in 65 und pN3 in 8 Fällen. Fernmetastasen lagen zum Zeitpunkt der Erstdiagnose in drei Fällen (im Bereich der Lunge) vor. In 16 Fällen lag das Grading bei G1, in 163 Fällen bei G2 und in 43 Fällen G3 vor. Eine detaillierte Beschreibung und prozentuale Zusammensetzung des oralen Plattenepithelkarzinom-TMAs für jede einzelne Untersuchung erfolgt im Ergebnisteil.

Zur weiteren Vergrößerung des Patienten- und damit des Gewebekollektivs erfolgte eine gemeinsame Auswertung der erlangten Daten mit zwei bereits existierenden und etablierten tissue microarrays (TMAs) mit Gewebsproben von Plattenepithelkarzinompatienten unterschiedlicher Lokalisationen der Kopf-Hals-Region. Diese TMAs wurden früher am Universitätsklinikum Basel hergestellt. Sie umfassen Gewebeproben des Mundraums, die für die Auswertung mit den hamburger Daten zusammengelegt wurden.

Dieser TMA Basel umfasst 427 Gewebsproben von Plattenepithelkarzinomen der Kopf-Hals-Region. Von diesen stammen 92 Plattenepithelkarzinome aus der Region des Larynx, 215 aus dem Bereich des Pharynx und 120 aus dem Bereich der Mundhöhle. Den dazugehörigen Datenfiles sind Daten zu Alter, Geschlecht, histologischen Grad und Tumorlokalisation, jedoch keine Angaben zu klinischen Verlaufs- bzw. „follow-up"- Daten zu entnehmen.

3.3 Immunhistochemische Färbungen (IHC)

3.3.1 Das Ki67 Protein

Um das nukleäre Antigen Ki67 immunhistochemisch anzufärben wurde von uns der monoklonale Maus anti - humane Antikörper MIB-1, Klon MIB-1, Code Nummer M7240, DAKOCytomation GmbH, Hamburg, Deutschland (DAKO), als Marker eingesetzt, der gegen das humane Ki-67 Antigen gerichtet ist.

Das Ki-67 Antigen ist ein großes nukleäres Protein (345, 395 kDa) dessen Expression streng mit der Zellproliferation assoziiert ist [80]. Der Umstand, dass das Ki-67 Protein in allen aktiven Phasen des Zellzyklus (G(1), S, G(2) und in der Mitose) nachzuweisen ist, in ruhenden Zellen (G(0)) aber fehlt, macht es zu einem exzellenten Marker um die sogenannte „Wachstumsfraktion" einer Zellpopulation zu bestimmen.

Die vorbereiteten TMA`s wurden im Institut für Pathologie des Universitätsklinikums Hamburg-Eppendorf immunhistochemisch gefärbt.

Die Anfärbung mit den MIB-1 Antikörpern folgte allgemein den Empfehlungen des Herstellers DAKO, wobei für die Visualisierung der Reaktion eine standardisierte, indirekte Immunoperoxidase-Methode verwendet (EnVision Kit, DAKOCytomation GmbH, Hamburg, Deutschland). Im Falle des Ki-67 Antikörpers wurde eine Verdünnung der Primärlösung von 1:400 gewählt. Die Schnitte wurden einem sogenannten epitop-retrival im Dampfgarer bei einem pH-Wert von 9,0 vor der Färbung unterzogen.

Bei der Auswertung wurden Tumoren mit bereits bekannter Positivität als positive Kontrollpräparate verwendet. Als negative Kontrolle dienten hingegen Präparate mit bekannter Negativität für das Antigen. Tumor-Array Gewebeproben wurden nur dann ausgewertet, wenn mindestens 20 auswertbare Tumorzellen vorlagen.

Für Ki67 wurde der sogenannte Labeling-Index (LI) bestimmt. Der LI wurde als derjenige Anteil (%) der Tumorzellen erfasst, der eine positive Immunreaktion von Ki67 im Kern aufweist. Zur Bestimmung des LI wurden daher jeweils 100 Tumorzellen in jedem Gewebsspot ausgezählt und nachfolgend der LI berechnet. In Abbildung 3.3.1a wird ein typischer Befund bei einer Ki67 negativen Gewebeprobe und einer Ki67 positiven Gewebeprobe gezeigt.

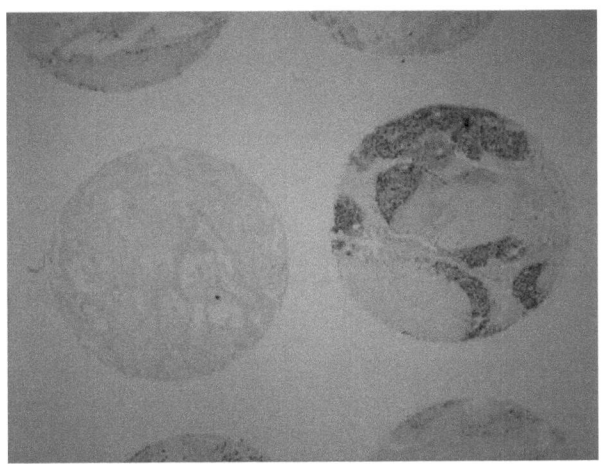

Abb. 3.3.1a: Typisches Beispiel eines Ki67 negativen Gewebespots (links) und eines Ki67 positiven Gewebespots (rechts).

3.3.2 Das Cyclin D1 Protein

Um das nukleäre Antigen Cyclin D1 immunhistochemisch anzufärben wurde von uns der monoklonale Kaninchen – anti – humane Antikörper Cyclin D1, Klon SP4, Nummer RM-9104-S, Thermo Fisher Scientific GmbH, Dreieich, Deutschland, eingesetzt.

Das Cyclin D1 Protein ist eines der Schlüsselproteine zur Überwachung des Zellzyklus (siehe Einleitung). Es entfaltet seine Wirkung im Zusammenspiel mit cdk4 und / oder cdk6 in dem es das sogenannte Rb Protein phosphoryliert. Als putatives Protooncogen wird es in einer Vielzahl von humanen Neoplasien überexprimiert.

Die vorbereiteten TMA Schnitte wurden ebenfalls im pathologischen Institut des Universitätsklinikums Hamburg-Eppendorf und folgten im Allgemeinen den Angaben und Empfehlungen des Herstellers. Für die Visualisierung der Reaktion wurde wiederum die standardisierte, indirekte Immunoperoxidase-Methode verwendet (EnVision Kit, DAKOCytomation GmbH, Hamburg, Deutschland). Im Falle des Cyclin D1 - Antikörpers wurde eine Verdünnung der Primärlösung von 1:25 gewählt. Die Schnitte wurden einem sogenannten epitopretrival im Dampfgarer bei einem pH-Wert von 9,0 vor der Färbung unterzogen.

Bei der Auswertung wurden wiederum Tumoren mit bereits bekannter Positivität als positive Kontrollpräparate verwendet. Als negative Kontrolle dienten Präparate mit bekannter Negativität für das Antigen. Tumor-Array Gewebeproben wurden nur dann ausgewertet, wenn mindestens 20 auswertbare Tumorzellen vorlagen. Für den Cyclin D1 Antikörper wurde bei jedem Tumorgewebe die Färbeintensität (kurz: FI) auf einer Skala von 0-3 (0=keine Färbung, 1=geringe, 2=mittelstarke und 3= starke Färbeintensität) und die Anzahl positiver Zellen in Prozent geschätzt sowie einem Resultat (negativ, schwach, moderat und stark) zugeordnet. Auf Grund dieser Ergebnisse wurden die Tumoren nach festgelegten Kriterien in vier Kategorien eingeteilt (siehe Tab. 3.3.2a).

IHC-Resultat für Cyclin D1	Färbeintensität (FI)/ Kriterium
negativ	FI = 0
schwach	FI = 1 / in ≤ 70% der Tumorzellen FI = 2 / in ≤ 30% der Tumorzellen
moderat	FI = 1 / in 70% FI = 2 / in 30% ≤ 70% FI = 3 / in ≤ 30%
stark	FI = 2 / in 70% FI = 3 / in 30%

Tab. 3.3.2a: Kriterien zur Beurteilung des immunhistochemischen Anfärbeverhaltens des Cyclin D1 Antikörpers

3.4 Fluoreszenz in situ Hybridisierung (FISH)

Die Fluoreszenz in situ Hybridisierung (kurz FISH) ist eine zytogenetische Technik die es erlaubt, das Vorhandensein oder das Fehlen von spezifischen DNS Sequenzen auf Chromosomen zu untersuchen. Dabei werden einsträngige DNS Sequenzen, die mit einer Markierung versehen wurden, als sogenannte Sonden eingesetzt. Diese Sonden binden nur solche DNS Abschnitte, die eine hohen Sequenzgleichheit aufweisen. Diese Bindung eines Nukleinsäurestranges an einen komplementären Strang nennt man Hybridisierung.

Nach Bindung der DNS Sonde an den komplementären Strang kann die Sonde je nach eingesetztem Verfahren direkt mit Fluorochromen (z.B. Fluoreszein / FITC, DAPI oder Cy3) oder indirekt mit Haptenen (z.B. Digoxigenin oder Biotin) markiert werden. Im letztgenannten Fall wird nach der Hybridisierung im Gewebe das Hapten mit Antikörpern detektiert, die dann wiederum mit Fluorochromen verbunden sind. Auf diese Weise kann zum Lokalisieren der zu untersuchenden Genbereiche eine Signalverstärkung hervorgerufen werden. Nachfolgend wird das Fluorochrom unter einem Epifluoreszenzmikroskop zum Leuchten angeregt und der entsprechende Genabschnitt wird als farbiges Signal sichtbar. Die FISH wird zu diagnostischen Zwecken überwiegend in der Humangenetik und Pränatalmedizin, zum Nachweis numerischer Chromosomenaberrationen oder struktureller Chromosomenveränderungen eingesetzt. In der vorliegenden Arbeit wurde die FISH Technik zu Nachweis von Genamplifikationen oder –deletionen eingesetzt. Abbildung 3.4.1 zeigt schematisch den Ablauf einer FISH Untersuchung. Aktuelle Bilder der erlangten Ergebnisse im Rahmen dieser Arbeit zeigt Abbildung 3.4.2.

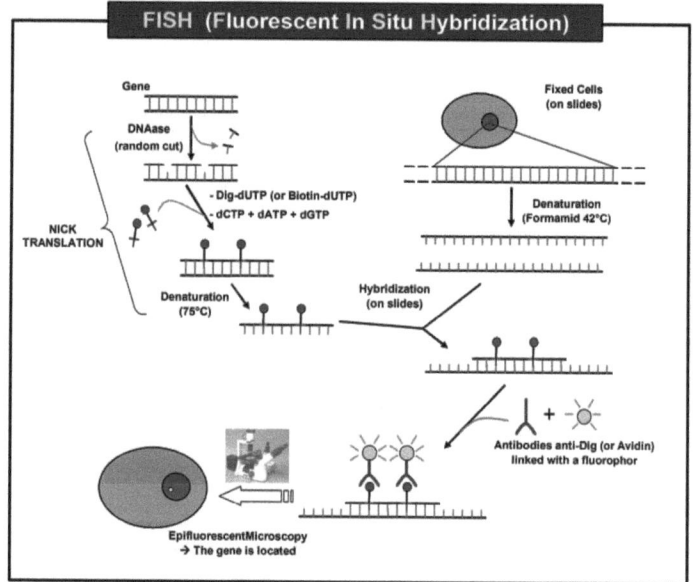

Abb. 3.4.1: Schema zur Herstellung von markierten Gensonden (sog. „nick translation") und nachfolgende schematische Darstellung einer FISH Untersuchung (aus: Wikipedia USA).

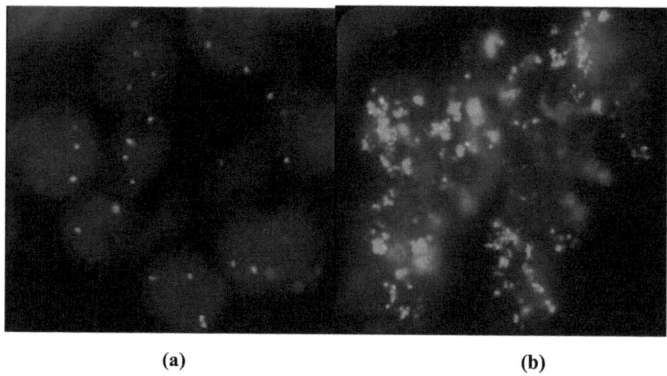

(a) (b)

Abb. 3.4.2: Typische Ergebnisse einer FISH Untersuchung. (a): Nachweis von Zellen mit einer normalen, unveränderten Gensequenz. Es finden sich jeweils zwei Fluoreszenzmarkierungen an der Zentromerregion (orange) und zwei an der untersuchten Gensequenz (grün). (b): Nachweis einer deutlichen Amplifikation der untersuchten Gensequenz (grünes Fluoreszenzmuster) bei jeweils erhaltenen zwei Fluoreszenzmarkierungen an der Zentromerregion (orange).

3.4.1 Durchführung der FISH Untersuchung

Für die FISH-Untersuchung wurden TMA Schnitte von 4μm Dicke angefertigt. Anschließend wurden sie mit dem VYSIS „Formalin pretreatment kit" gemäß den Empfehlungen des Herstellers vorbehandelt. Für die Hybridisierungen wurde eine Kombinationsprobe mit Zentromer 7, 17 und 11 Spectrum-green / Gen EGFR, HER2 und Zyklin D1 Spectrum-orange der Firma VYSIS verwendet. Die von uns verwendete Sonde gegen CCND1 (Cyclin D1) war kommerziell erhältlich (Vysis LSI; Zyklin D1, Chromosom 11q13, Part. No. 32-191039, List No. 05J41-001, Vysis, Downers Grove, IL, USA) und wurde mit SpectrumOrange angefärbt. Die Anfärbung der Zentromerregion erfolgte ebenfalls mit einer kommerziell erhältlichen Sonde und zwar der Vysis CEP11, Chromosom 11p11.11q11 alpha satellite DNA (Vysis, Downers Grove, IL, USA). Die abschliessende Färbung erfolgte mit SpectrumGreen.

Die Hybridisierung sowie die nachfolgenden Waschprozeduren erfolgten gemäß dem Vysis-Protokoll mit den von der Firma erhältlichen Reagenzien.

Dazu wurden die TMA-Schnitte vor der Fluoreszenz-in-situ Hybridisierung (FISH) gemäß des Protokolls, des kommerziell erwerblichen Vorbehandlungs-Kit (Paraffin Pretreatment Reagent Kit, Vysis, Downers Grove, IL, USA) entparaffinisiert und proteolytisch vorbehandelt. Die FISH bzw. Kopiezahlerfassung wurde für Zyklin D1 mit der kommerziellen Sonde (siehe oben) durchgeführt. Als Referenz wurde jeweils eine kommerzielle Sonde für das entsprechende Zentromer des Chromosoms 11 (Spectrum-Green, Vysis) für Zyklin D1 eingesetzt.

Anschließend wurden die TMA-Schnitte mit DAPI/Antifade (4,6-Diamidino-2-phenylindol / p-Phenylenediamine bzw. PPD) gegengefärbt, um die Zugehörigkeit eines Gensignals und der Zentromer-Signale zu einem Zellkern bestimmen zu können.

Dann wurde für jeden Tumor die prädominante Zahl von Gen- und Zentromer Kopie durch Schätzung beurteilt. Bei eindeutigem Vorliegen einer Ratio ≥ 2, das heißt beim Vorliegen von mindestens doppelt so vielen Gen-Signalen wie Zentromer-Signalen (Ratio Gen/Zen ≥ 2), wurde ein Tumor ohne Zählung als "amplifiziert" klassifiziert. Bei eindeutigem Vorliegen einer Ratio <2 wurde ein Tumor ebenfalls ohne weitere Zählung als "normal" klassifiziert. Nur, wenn auf den ersten Blick nicht eindeutig ersichtlich war, ob eine Ratio ≥ 2 oder <2 vorlag, wurde die Ratio durch Auszählung von 20-60 Tumorzellen rechnerisch ermittelt und dann in normal bzw. amplifiziert eingeteilt.

Die Abbildungen 3.4.1a und 3.4.1b geben einige typische Beispiele für die Ergebnisse einer FISH Untersuchung wieder, wie sie im Rahmen dieser Arbeit vorgefunden wurden.

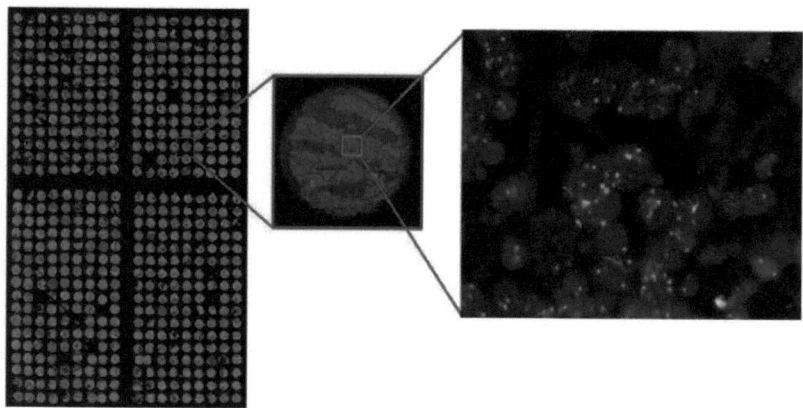

Abb. 3.4.1a: Beispiele eines typischen FISH Ergebnisses. Es zeigen sich Gen amplifizierte und nicht amplifizierte Tumorzellen (grün: untersuchte Gensequenz; orange: Zentromerregion)

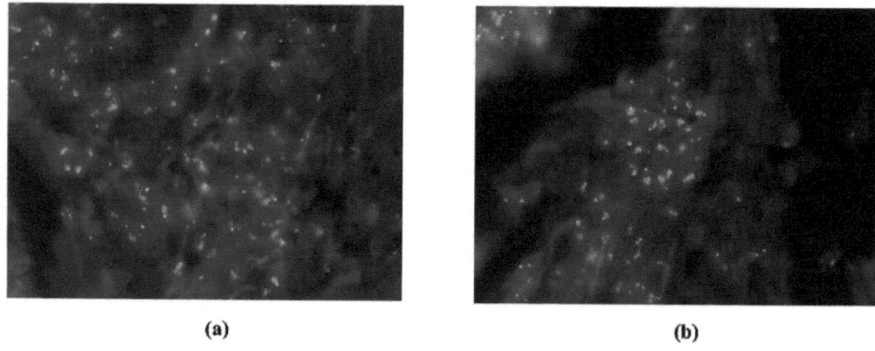

Abb. 3.4.2b: Weitere Beispiele typischer FISH Ergebnisse in stärkerer Vergrößerung. (a) und (b): Nachweis von genamplifizierten Tumorzellen (grün:untersuchte Gensequenz; orange: Zentromerregion).

3.5 Statistik

Die Beziehungen zwischen den verschiedenen pathologisch-anatomischen, immunhistochemischen und klinischen Untersuchungsergebnissen wurden mittels Mehrfeldertests (mehrere Gruppen) oder Chi-Quadrat-Tests (je 2 Gruppen) untersucht. Für alle Untersuchungen zur Patientenprognose wurde das Rohüberleben als Endpunkt gewählt um die gleichzeitige Untersuchung aller Patienten zu ermöglichen. Für die Berechnung der Überlebenszeiten wurden noch lebende Patienten als abgebrochene Experimente gewertet (censored), wobei der Stichtag bei drei Monaten vor der Anfrage an das Krebsregister festgelegt wurde. Die Darstellung der kumulierten Überlebenskurven erfolgte nach der Methode von Kaplan-Meier. Für die statistische Beurteilung von Unterschieden zwischen kumulierten Überlebenskurven in Abhängigkeit der Marker wurde ein log rank Test angewendet und eine Varianzanalyse (ANOVA) durchgeführt. Die multivariante Analyse erfolgte nach Cox (proportional hazards model). Alle Untersuchungen wurden unter Verwendung des Software-Pakets JMP 5.0.1.2 (SAS Institute Inc.) durchgeführt.

4 Ergebnisse

4.1 Untersuchung der CCND1 Amplifikation

In Tab 4.1.1 werden die Ergebnisse der Untersuchungen zur CCND1 Amplifikation, welche mit Hilfe der FISH-Analyse erzielt wurden, synoptisch dargestellt. Die Ergebnisse der Fluoreszenzuntersuchungen wurden dabei grob in zwei Gruppen eingeteilt: „normale", d.h. keine Amplifikation und „amplifiziert" bei mehr als 2 Kopien des Gens. Die statistische Auswertung erfolgte in vier Hauptgruppen, wobei die Lokalisation der Tumore die wesentliche Variable war.

Der Hamburger TMA beinhaltet lediglich Tumore, die dem Mundraum entstammten, wohingegen im Basler TMA Tumore weitere Lokalisationen zu finden sind: Plattenepithelkarzinome der Mundhöhle, des Pharynx und des Larynx.

Zur Auswertung wurden die erzielten Ergebnisse zunächst in einer „Gesamtgruppe" zusammengefasst, wobei hier keine Rücksicht auf die Lokalisation der Primärtumoren genommen wurde. Im Weiteren erfolgte eine Unterteilung der Auswertungsgruppen nach der Lokalisation der Primärtumore in Mundhöhle (beinhaltet Ergebnisse des Basler TMA und des Hamburger TMA), Larynx (Basler TMA) und Pharynx (Basler TMA) – somit lagen vier Untersuchungsgruppen vor.

Der Amplifikationsstatus von CCND1 konnte in der Gesamtgruppe bei insgesamt 514 von 649 (79,2%) Tumoren bestimmt werden. Die Differenz von 135 Mundhöhlenkarzinomen konnte nicht ausgewertet werden, da bei einem Teil der Gewebe keine auswertbaren Fluoreszenzsignale gesehen wurden oder weil der Gewebespot bei der Analyse abgeschwommen war.

Allgemein wurde eine CCND1 Amplifikation in 36,8% der Fälle vorgefunden, wobei es sich um hochgradige Amplifikationen mit meist deutlich mehr als 10 Genkopien handelte.

In der Gesamtgruppe konnte zum einen ein statistisch signifikanter Zusammenhang zwischen dem Grading des Malignoms und dem Amplifikationsstatus von CCND1 aufgezeigt werden (p=0,003) und zum anderen ein statistisch signifikanter Zusammenhang zwischen der CCND1 Amplifikation und dem Lymphknotenstatus (pN Gruppen; p=0,0077) gezeigt werden. Keine Signifikanz zeigte sich hingegen bei der Tumordicke (pT; p=0,142) und dem allgemeinen Nodalstatus (pN; p=0,0599) im Hinblick auf die CCND1 Amplifikation.

In der sogenannten Larynxgruppe konnte der Amplifikationsstatus bei insgesamt 60 von 92 (65,2%) Proben bestimmt werden. Ein amplifizierter Genstatus konnte bei 21,7% der untersuchten Karzinome gefunden werden. Die fehlenden Tumoren konnten wiederum – wie auch bei allen folgenden Gruppen – weil bei einem Teil der Gewebe keine auswertbaren Fluoreszenzsignale gesehen wurden oder weil der Gewebespot bei der Analyse abgeschwommen war und somit nicht mehr vorhanden war. Zur Larynxgruppe ist zusammenfassend festzuhalten, dass zwar statistisch einige Tendenzen zu erkennen sind, diese sind in der Subgruppe aber in keinem der Fälle signifikant. Es zeigt sich eine statistische Tendenz bei der Tumordicke im Hinblick auf die CCND1 Amplifikation (pT; p=0,1072). Alle weiteren Untersuchungsergebnisse zeigten keinen statistisch nachweisbaren Zusammenhang (Grading: p = 0,2043; pN: p = 0,7169 und pN Gruppen: p = 0,5964; siehe auch Tab. 4.1.1).

Ähnlich verhält es sich in der Pharynxgruppe, in der von 215 auf dem TMA befindlichen Proben 164 (76,3%) ausgewertet werden konnten. In dieser Gruppe zeigte sich eine Amplifikation des CCND1 in 63,4% der Fälle. Darüberhinaus findet sich lediglich eine statistische Tendenz im Hinblick auf das Grading (p = 0,1867) und im Hinblick auf den Lymphknotenstatus (pN Gruppen: p = 0,1431). Alle anderen untersuchten Parameter weisen keine statistische Signifikanz in dieser Subgruppe auf (pT: p = 09878; pN: p = 0,3312).

In der letzten untersuchten Subgruppe („Mundraum") konnten von 342 Proben auf dem TMA 290 (84,8%) erfolgreich ausgewertet werden, wobei 24,8% der Tumore eine Amplifikation des Gens aufwiesen. Hinsichtlich der CCND1 Amplifikationshäufigkeit ließ sich ein statistisch signifikanter Zusammenhang in dieser Gruppe mit dem Tumorgrading nachweisen (p = 0,0242). Weiterhin zeigte sich eine statistische Tendenz im Hinblick auf den Nodalstatus (pN Gruppen; p = 0,0731). Alle weiteren untersuchten Variablen zeigten keinen Zusammenhang mit dem CCND1 Amplifikationsstatus (pT: p = 0,2722; pN: p = 0,309).

In Abbildung 4.1.1 wird exemplarisch ein typischer Befund der CCND1 Amplifikation (FISH Verfahren) im Mundhöhlenkarzinomzellen gezeigt.

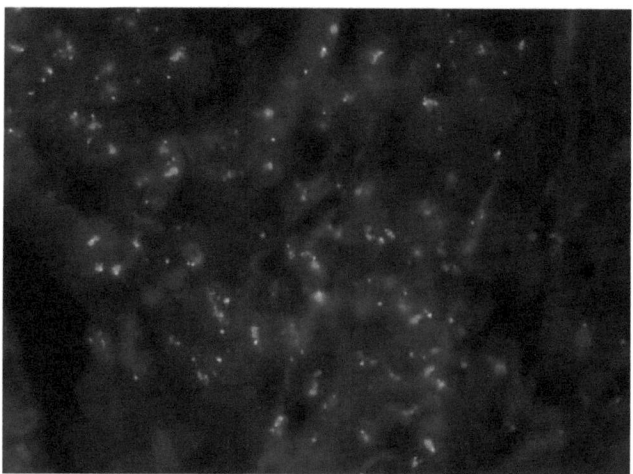

Abb 4.1.1 Beispiel für eine CCND1-Amplifikation in Mundhöhlenkarzinomzellen (orange = Zentromerregion, grün = CCND1-Gensequenzamplifikation)

	Variable 1	Variable 2	Auf TMA (n)	analysierbar (n)	normal (%)	amp (%)	p
Gesamtgruppe			649	514	63,2	36,8	
	Tumordicke pT	1	101	91	75,8	24,2	0,142
		2	131	107	70,1	29,9	
		3	55	46	56,5	43,5	
		4	93	76	72,4	27,6	
	Grading	1	42	33	90,9	9,1	0,003★
		2	336	273	64,1	35,9	
		3	143	110	66,4	33,6	
	Lymphknotenstatus pN	0	209	175	74,9	25,1	0,0599
		1	61	51	62,7	37,3	
		2	110	92	59,8	40,2	
		3	10	8	62,5	37,5	
	pN Gruppen	0	208	174	74,7	25,3	0,0077★
		1	181	151	60,9	39,1	
Larynx	Summe		92	60	78,3	21,7	
	Tumordicke pT	1	7	6	100	0	0,1072
		2	3	2	50	50	
		3	12	10	60	40	
		4	15	9	88,9	11,1	
	Grading	1	12	6	100	0	0,2043
		2	57	37	75,7	24,3	
		3	21	16	75	25	
	Lymphknotenstatus pN	0	32	20	80	20	0,7169
		1	7	5	60	40	
		2	4	4	75	25	
		3	1	1	100	0	
	pN Gruppen	0	31	19	78,9	21,1	0,5964
		1	12	10	70	30	
Pharynx	Summe		215	164	36,6	63,4	
	Tumordicke pT	1	8	6	33,3	66,7	0,9878
		2	18	13	30,8	69,2	
		3	5	4	25	75	
		4	4	4	25,0	75,0	
	Grading	1	3	2	50	50	0,1867
		2	51	41	24,4	75,6	
		3	51	37	43,2	56,8	
	Lymphknotenstatus pN	0	19	17	47,1	52,9	0,3312
		1	7	7	28,6	71,4	
		2	24	17	23,5	76,5	
	pN Gruppen	0	19	17	47,1	52,9	0,1431
		1	31	24	25	75	
Mundraum	Summe		342	290	75,2	24,8	
	Tumordicke pT	1	86	79	77,2	22,8	0,2722
		2	110	92	76,1	23,9	
		3	38	32	59,4	40,6	
		4	74	63	73,0	27,0	
	Grading	1	27	25	92	8	0,0242★
		2	228	195	70,3	29,7	
		3	71	57	78,9	21,1	
	Lymphknotenstatus pN	0	158	138	77,5	22,5	0,309
		1	47	39	69,2	30,8	
		2	82	71	67,6	32,4	
		3	9	7	57,1	42,9	
	pN Gruppen	0	158	138	77,5	22,5	0,0731
		1	138	117	67,5	32,5	

Tab. 4.1.1: Ergebnisse der FISH-Untersuchung von CyclinD1 in Plattenepithelkarzinomen des gesamten oberen Aerodigestivtrakts (Gesamtgruppe) sowie nachfolgend in Plattenepithelkarzinomen des Larynx, des Pharynx und des Mundraums - jeweils in Abhängigkeit von der Tumordicke (pT), des Gradings und des Lymphknotenstatus (pN). pN Gruppe = 0 wenn pN = 0; pN Gruppe = 1 wenn pN > 0. ★ = statistisch signifikant (p<0,05) nach Chi-Quadrat Test. amp = amplifiziert.

4.2 Untersuchung der Cyclin D1 – Expression

In Tab 4.2.1 werden die Ergebnisse der immunhistochemischen Untersuchungen zur Cyclin D1 – Expression synoptisch dargestellt. Bei der Auswertung der immunhistochemischen Ergebnisse wurde die Cyclin D1 – Expression in 4 Gruppen - negative, schwache, moderate und starke Expression – eingeteilt. Die statistische Auswertung erfolgte wiederum in vier Hauptgruppen mit der Gesamtgruppe, Larynx, Pharynx und den Tumoren des Mundraums Insgesamt konnte der Cyclin D1 – Expressionsstatus in 546 von 649 (84,13%) der Tumoren bestimmt werden. Die Differenz von 103 Tumoren konnte nicht ausgewertet werden, da zum Teil keine Tumorzellen im Gewebespot vorhanden waren oder da einige Gewebespots bei der immunhistochemischen Färbung vom Objektträger abgeschwommen sind.

Von den 546 analysierbaren Tumoren zeigten 71,8% (n = 392 Tumore) eine messbare Cyclin D1 – Expression. Eine starke Expression wurde in 19,4% der Fälle (n = 106 Tumore) vorgefunden.

In der Gesamtgruppe fand sich ein statistisch signifikanter Zusammenhang zwischen dem Grading und der Cyclin D1 – Expressionsstärke (p = 0,0328). Weitere statistisch signifikante Zusammenhänge ließen sich in Hinblick auf die Tumordicke (p = 0,7241) oder dem Lymphknotenstatus (pN: p = 0,1411 und pN Gruppen: p = 0,8591) nicht nachweisen (siehe Tab. 4.2.1).

In der Larynxgruppe konnten von 92 auf dem TMA befindlichen Proben 70 (76,1%) erfolgreich ausgewertet werden. Dabei zeigten 65,7% der Tumoren eine auswertbare Cyclin D1 – Expression.

In der Larynxgruppe fand sich ein statistisch signifikanter Zusammenhang zwischen der Cyclin D1 – Expression und der Tumordicke (pT; p = 0,0028). Alle weiteren untersuchten Variablen (Grading: p = 0,1978; pN: p = 0,2369; pN Gruppen: p = 0,2187) zeigten hingegen keinen statistisch nachweisbaren Zusammenhang.

In der Pharynxgruppe konnten von 215 auf dem TMA befindlichen Proben 183 (85,12%) erfolgreich ausgewertet werden, wobei 69,9% der Tumoren eine auswertbare Cyclin D1 - Expression aufweisen. Es ließ sich in dieser Subgruppe allerdings kein statistisch signifikanter Zusammenhang der untersuchten Variablen mit der Cyclin D1 – Expression nachweisen (pT: p = 0,7409; Grading: p = 0,439; pN: p = 0,7692; pN Gruppen: p = 0,827).

In der letzten untersuchten Subgruppe („Mundraum") konnten von 342 auf den TMA befindlichen Proben 293 (85,7%) erfolgreich ausgewertet werden. Dabei zeigte sich eine auswertbare Cyclin D1 – Expression in 74,4% der Fälle.

Weitere statistisch signifikante Zusammenhänge zwischen der Cyclin D1 – Expression und den untersuchten Variablen (pT: p = 0,8624; Grading: p = 0,1168; pN: p = 0,1765; pN Gruppen: p = 0,8185) fanden sich nicht.

In Abb. 4.2.1 werden exemplarisch vier Gewebespots nach immunhistochemischer Anfärbung des Cyclin D1 dargestellt. Wiedergegeben werden die unterschiedlich starken Anfärbemuster mit negativer, schwacher, moderater und starker Expression des Cyclin D1.

	Variable 1	Variable 2	Auf TMA (n)	analys. (n)	neg. (%)	schw. (%)	mod. (%)	stark (%)	p
Gesamtgruppe	Summe		649	546	28,2	21,4	31,0	19,4	
	Tumordicke pT	1	101	83	22,9	21,7	44,6	10,8	0,7241
		2	131	116	26,7	26,7	32,8	13,8	
		3	55	47	25,5	34,0	25,5	14,9	
		4	93	81	27,2	25,9	33,3	13,6	
	Grading	1	42	37	27,0	27,0	40,5	5,4	0,0328★
		2	336	285	24,9	22,8	35,4	16,8	
		3	143	115	32,2	23,5	21,7	22,6	
	Lymphknotenstatus pN	0	209	176	25,6	25,0	37,5	11,9	0,1411
		1	61	57	24,6	42,1	21,1	12,3	
		2	110	94	28,7	18,1	39,4	13,8	
		3	10	8	12,5	25	50	12,5	
	pN Gruppen	0	208	175	25,7	24,6	37,7	12,0	0,8591
		1	181	159	26,4	27,0	33,3	13,2	
Larynx	Summe		92	70	34,3	27,1	31,4	7,1	
	Tumordicke pT	1	7	6	0	16,7	83,3	0	0,0028★
		2	3	2	0	0	100	0	
		3	12	11	18,2	63,6	9,1	9,1	
		4	15	11	63,6	9,1	27,3	0	
	Grading	1	12	9	22,2	44,4	33,3	0	0,1978
		2	57	43	39,5	18,6	37,2	4,7	
		3	21	17	29,4	35,3	17,6	17,6	
	Lymphknotenstatus pN	0	32	25	40	16	44	0	0,2369
		1	7	6	50	33,3	16,7	0	
		2	4	3	0	66,7	33,3	0	
		3	1	1	0	0	100	0	
	pN Gruppen	0	31	24	41,7	12,5	45,8	0	0,2187
		1	12	10	30	40	30	0	
Pharynx	Summe		215	183	30,1	8,7	24,6	36,6	
	Tumordicke pT	1	8	5	40,0	0,0	20	40	0,7409
		2	18	17	23,5	5,9	35,29	35,29	
		3	5	4	25	25	25	25	
		4	4	4	25,0	25,0	0	50,0	
	Grading	1	3	3	66,7	0	0	33,3	0,439
		2	51	45	17,8	8,9	24,4	48,9	
		3	51	39	30,8	7,7	25,6	35,9	
	Lymphknotenstatus pN	0	19	19	26,3	26,3	26,3	21,1	0,7692
		1	7	7	14,3	28,6	14,3	42,9	
		2	24	16	25,0	12,5	37,5	25,0	
	pN Gruppen	0	19	19	26,3	26,3	26,3	21,1	0,827
		1	31	23	21,7	17,4	30,4	30,4	
Mundraum	Summe		342	293	25,6	28	34,8	11,6	
	Tumordicke pT	1	86	72	23,6	23,6	43,1	9,7	0,8624
		2	110	97	27,8	30,9	30,9	10,3	
		3	38	32	28,125	25	31,3	15,6	
		4	74	66	21,2	28,8	36,4	13,6	
	Grading	1	27	25	24,0	24	48	4,0	0,1168
		2	228	197	23,4	26,9	37,6	12,2	
		3	71	59	33,9	30,5	20,3	15,3	
	Lymphknotenstatus pN	0	158	132	22,7	26,5	37,9	12,9	0,1765
		1	47	44	22,7	45,5	22,7	9,1	
		2	82	75	30,7	17,3	40,0	12,0	
		3	9	7	14,3	28,6	42,9	14,3	
	pN Gruppen	0	158	132	22,7	26,5	37,9	12,9	0,8185
		1	138	126	27,0	27,8	34,1	11,1	

Tab. 4.2.1: Ergebnisse der immunhistochemischen Untersuchung (IHC) von Cyclin D1 in Plattenepithelkarzinomen des gesamten oberen Aerodigestivtrakts (Gesamtgruppe) sowie nachfolgend in Plattenepithelkarzinomen des Larynx, des Pharynx und des Mundraums - jeweils in Abhängigkeit von der Tumordicke (pT), des Gradings und des Lymphknotenstatus (pN). pN Gruppe = 0 wenn pN = 0; pN Gruppe = 1 wenn pN > 0. ★ = statistisch signifikant (p<0,05) nach Chi-Quadrat Test. analys. – analysierbar; neg. – negativ; schw. – schwach; mod. – moderat.

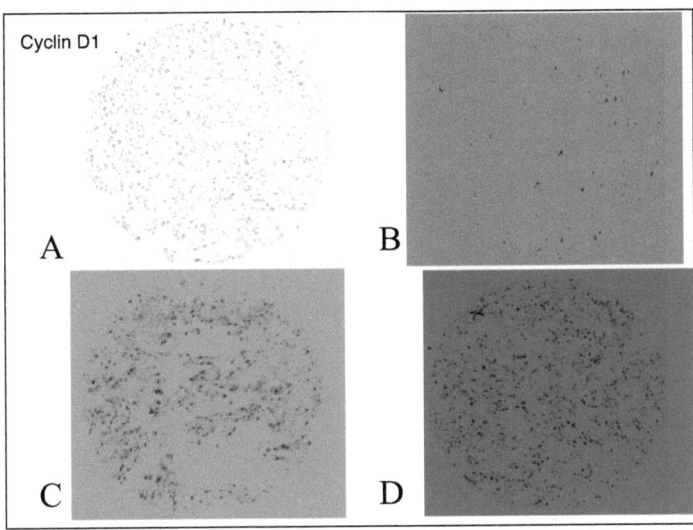

Abb. 4.2.1: Beispiele für unterschiedliche Ergebnisse des Hamburger TMA nach immunhistochemischer Anfärbung des Cyclin D1. A = negative, B = schwache, C = moderate, D = starke – Expression von Cyclin D1 im jeweiligen Tumor.

4.3 Vergleichende Untersuchungen zur CCND1 Amplifikation und Cyclin D1 - Expression

Zur weitergehenden Auswertung der umfangreichen vorliegenden Daten erfolgte eine vergleichende Untersuchung der CCND1 Amplifikation mit dem Cyclin D1 – Expressionsmuster in allen beschriebenen Subgruppen. Die Ergebnisse dieser Untersuchungen sollen im folgenden Abschnitt dargestellt werden.

Allgemein ist festzuhalten, dass sich in allen Gruppen ein zu erwartender und statistisch eindeutiger Zusammenhang zwischen der Amplifikation des CCND1 und der Expression des Cyclin D1 nachweisen ließ.

Beginnend mit der Gesamtgruppe (siehe Abb. 4.3.1) zeigt sich im direkten Vergleich eine deutliche Zunahme der starken und moderaten Expressionsmuster des Cyclin D1 bei Amplifikation des CCND1 Gens. Hierbei nimmt der Anteil der Proben mit starker Expression von 6,9% auf 43,3% zu, wobei der Anteil der Proben mit einem moderaten Expressionsmuster ungefähr gleich bleibend ist (32,2% zu 32,8% bei amplifiziertem Genstatus). Deutlich abnehmend hingegen zeigt sich der Anteil der Tumoren mit einer schwachen Expression für Cyclin

D1, welcher von 28,7% auf 12,8% sinkt. Insgesamt ist dieser Zusammenhang statistisch signifikant (p < 0,0001). Zur besseren Übersichtlichkeit wurden in dieser ersten Darstellung die Proben mit einem negativen Expressionsmuster für Cyclin D1 nicht dargestellt. In Abb. 4.3.2 werden sie allerdings gesondert dargestellt. Interessanterweise finden sich trotz Amplifikation des CCND1 eine Anzahl von Proben mit einem negativen Expressionsmuster für Cyclin D1. Bei normalem FISH Befund finden sich in diesem Beispiel noch 32,2% der Proben mit negativem Expressionsmuster. Bei Amplifikation des CCND1 sinkt der Wert auf 11,1% negative Proben. Auch dieser Zusammenhang war statistisch signifikant (p < 0,0001).

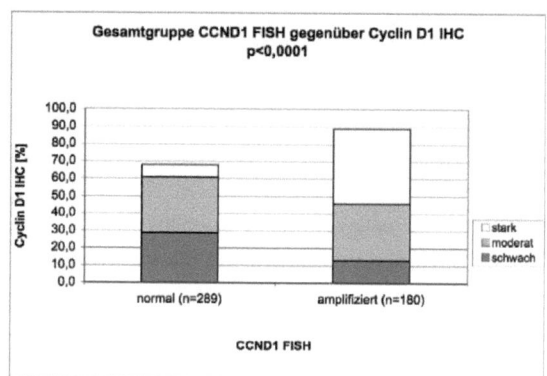

Abb. 4.3.1: Darstellung der immunhistochemischen Ergebnisse der Cyclin D1 – Expression gegenüber den CCND1 FISH Ergebnissen der Gesamtgruppe. Zur besseren Übersicht werden die in den immunhistochemischen Untersuchungen als „negativ" befundeten Proben nicht dargestellt. p < 0,0001 (Student t-Test).

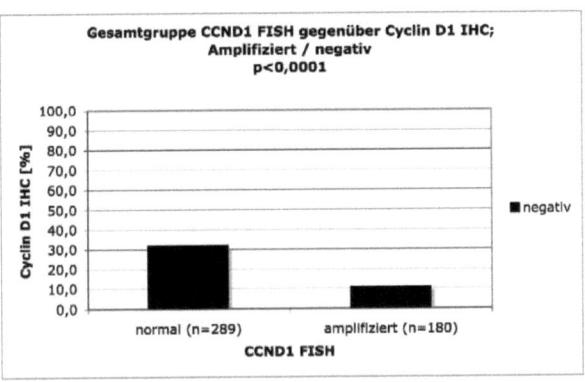

Abb. 4.3.2: Darstellung der als „negativ" befundeten immunhistochemischen Ergebnisse der Cyclin D1 – Expression gegenüber den CCND1 FISH Ergebnissen der Gesamtgruppe. p < 0,0001 (Student t-Test).

In Abb. 4.3.3 und 4.3.4 werden analog zur Darstellung der Gesamtgruppe nun die Ergebnisse der Larynxuntergruppe dargestellt. Auch hier zeigt sich ein eindeutiger Zusammenhang der CCND1 Amplifikation zur Cyclin D1 Expression (p = 0,0160). Es findet sich eine deutliche Zunahme der Proben mit einer starken Expression von 2,3% auf 36,4% bei vorliegender Amplifikation des CCND1. Weiterhin zeigt sich eine geringgradige Abnahme der Proben mit einer moderaten Expression von 32,6% auf 27,3% sowie eine Abnahme der Tumore mit einer schwachen Expression von 34,9% auf 27,3%. Die in Abb. 4.3.4 dargestellten Proben mit einer negativen Expression für Cyclin D1 bei normalen und amplifizierten Ergebnissen für CCND1 sinken von 30,2% auf 9,1%. Auch dieser Zusammenhang ist erwartungsgemäß statistisch signifikant (p = 0,0160).

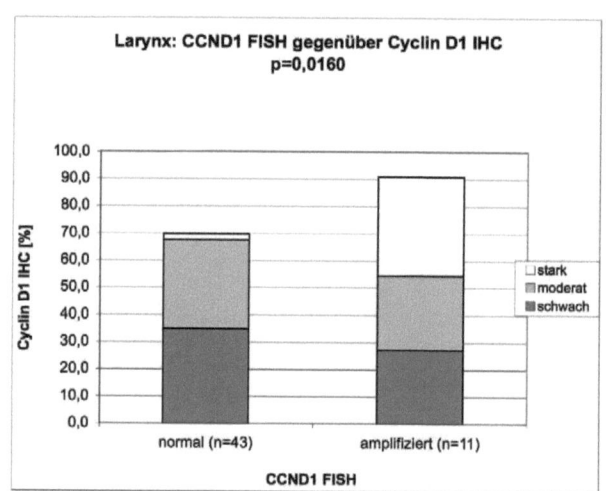

Abb. 4.3.3: Darstellung der immunhistochemischen Ergebnisse der Cyclin D1 – Expression gegenüber den CCND1 FISH Ergebnissen der Larynxgruppe. Zur besseren Übersicht werden die in den immunhistochemischen Untersuchungen als „negativ" befundeten Proben nicht dargestellt. p = 0,0160 (Student t-Test). (Auswertung am Basler TMA; überlassen mit freundlicher Genehmigung von Prof. Dr. G. Sauter, Direktor des Instituts für Pathologie am Universitätklinikum Hamburg-Eppendorf)

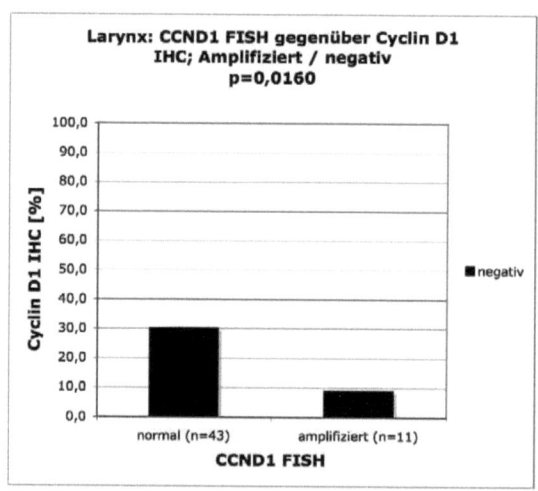

Abb. 4.3.4: Darstellung der als „negativ" befundeten immunhistochemischen Ergebnisse der Cyclin D1 – Expression gegenüber den CCND1 FISH Ergebnissen der Larynxgruppe. p = 0,0160 (Student t-Test).

In Abb. 4.3.5 und 4.3.6 erfolgt analog die Darstellung der Ergebnisse für die Pharynxgruppe. Auch hier zeigt sich eine deutliche Zunahme des Anteils der Proben mit einer starken Expression von Cyclin D1 (von 12,7% auf 53,5%) bei leichter Abnahme der Proben mit einer nur schwachen Expression (von 10,9% auf 7,9%). Die Proben mit einer moderaten Expression für Cyclin D1 zeigen eine Zunahme von 21,8% auf 27,7%.

Die in Abb. 4.3.6 dargestellten Proben mit negativer Expression für Cyclin D1 zeigen eine Abnahme von 54,5% auf 10,9%. Diese beschriebenen Veränderungen sind als Zusammenhang mit der CCND1 Amplifikation wiederum eindeutig statistisch signifikant ($p < 0,0001$).

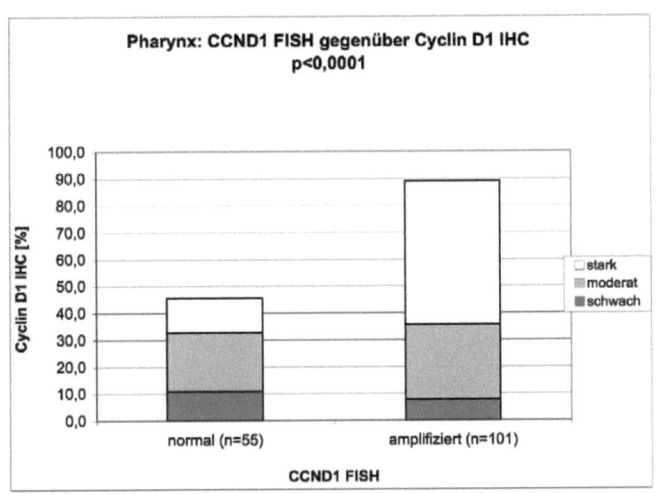

Abb. 4.3.5: Darstellung der immunhistochemischen Ergebnisse der Cyclin D1 – Expression gegenüber den CCND1 FISH Ergebnissen der Pharynxgruppe. Zur besseren Übersicht werden die in den immunhistochemischen Untersuchungen als „negativ" befundeten Proben nicht dargestellt. $p < 0,0001$ (Student t-Test).

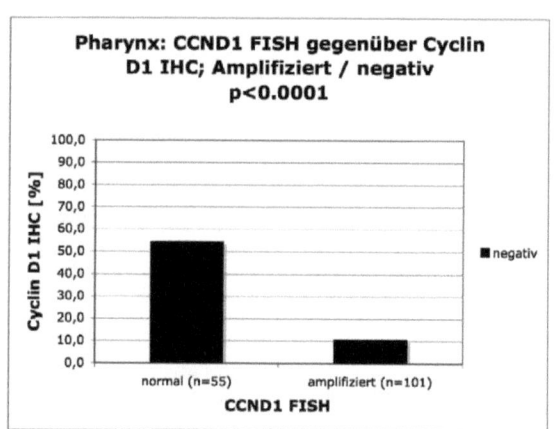

Abb. 4.3.6: Darstellung der als „negativ" befundeten immunhistochemischen Ergebnisse der Cyclin D1 – Expression gegenüber den CCND1 FISH Ergebnissen der Pharynxgruppe. p < 0,0001 (Student t-Test).

Abschließend erfolgt in den Abb. 4.3.7 und 4.3.8 die Darstellung der letzten Subgruppe: dem Mundraum. Auch hier zeigt sich ein eindeutiger statistisch signifikanter Zusammenhang der Cyclin D1 Expression mit der CCND1 Amplifikation (p < 0,0001).

Es findet sich eine Zunahme der Proben mit einer starken und moderaten Expression von Cyclin D1 von 6,3% auf 29,4% bzw. von 35,1% auf 41,2% sowie eine Abnahme der Population mit nur schwacher Expression von 32,5% auf 17,6%.

In Abb. 4.3.8 zeigt sich eine Abnahme der Anzahl der Proben mit einer negativen Expression von Cyclin D1 bei normaler oder amplifiziertem Status von CCND1 von 26,2% auf 11,8% (p < 0,0001).

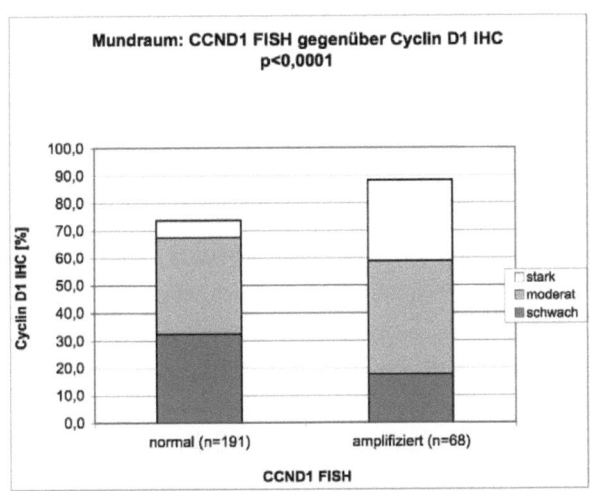

Abb. 4.3.7: Darstellung der immunhistochemischen Ergebnisse der Cyclin D1 – Expression gegenüber den CCND1 FISH Ergebnissen der Mundraumgruppe. Zur besseren Übersicht werden die in den immunhistochemischen Untersuchungen als „negativ" befundeten Proben nicht dargestellt. $p < 0{,}0001$ (Student t-Test).

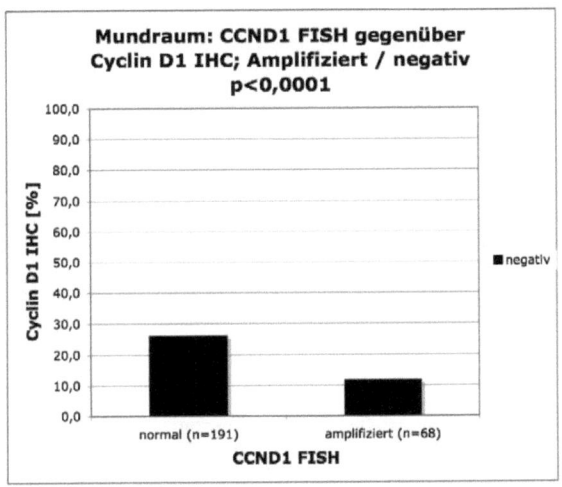

Abb. 4.3.8: Darstellung der als „negativ" befundeten immunhistochemischen Ergebnisse der Cyclin D1 – Expression gegenüber den CCND1 FISH Ergebnissen der Mundraumgruppe. $p < 0{,}0001$ (Student t-Test).

4.4 Untersuchungen zur Expression von Ki67

Im nachfolgenden Abschnitt sollen die Ergebnisse der Untersuchungen zur Ki67 – Expression in den jeweiligen Gruppen beschrieben werden. Ein typisches Beispiel für unterschiedliche Ki67 Expressionsmuster in den Proben gibt Abbildung 4.4.1a bis c wider. Die Ki67 – Expression wurde nach Auszählung statistisch in allen Gruppen auf einen Zusammenhang zu den bereits beschriebenen klinischen Variablen Tumortiefe (pT), Grading und Lymphknotenstatus (pN bzw pN Gruppen) überprüft. Dabei fand sich lediglich der in Abb. 4.4.1 dargestellte statistisch signifikante Zusammenhang zwischen dem Lymphknotenstatus pN und der Expression von Ki67 in der Larynxgruppe (p = 0,0252). Dabei erfolgte die Auswertung mittels eines Anova / t- Tests. Bei einem Lymphknotenstatus von pN = 0 fand sich hierbei ein Mittelwert der Ki67 – Expression von 40,2% (SD = 3,853%, n = 26); bei pN = 1 lag die Expression bei 20% (SD = 8,787%, n = 5); bei pN = 2 lag die Expression bei 30,3% (SD = 11,343%, n = 3) und bei einem pN = 3 lag die Ki67 – Expression bei einem Mittelwert von 85% (SD = 19,647%, n = 1).

Alle weiteren Untersuchungen in den Subgruppen ergaben keine signifikanten Zusammenhänge der Ki67 – Expression mit der Tumortiefe (pT), dem Grading oder dem Lymphknotenstatus (pN und pN Gruppen, siehe auch Tab. 4.1 und 4.2) und werden zur besseren Übersichtlichkeit der Ergebnisse hier nicht gesondert dargestellt.

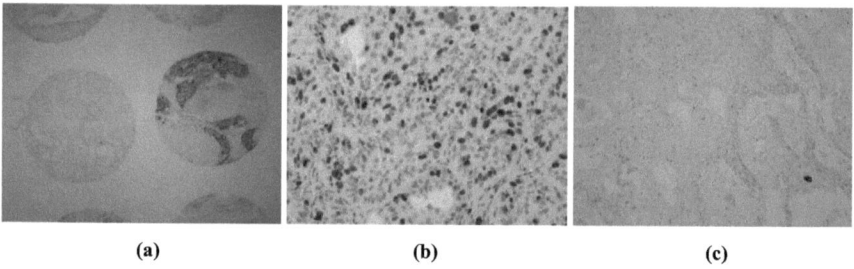

(a)   (b)   (c)

Abb. 4.4.1 a bis c   Beispiel für einen Ki67 negativen (c) und positiven (b) Gewebespot im TMA (a) des Mundhöhlenkarzinoms.

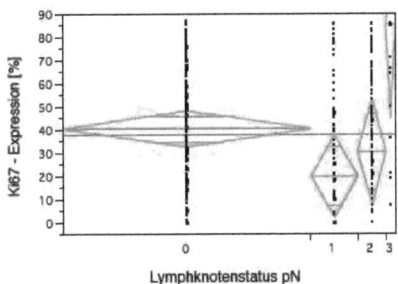

Abb. 4.4.2 Darstellung der Untersuchungsergebnisse der Ki67 - Expression in Bezug auf den Lymphknotenstatus (pN) der Larynxgruppe. Anova / t- Test; p = 0,0252. Zu den Fallzahlen siehe Text.

4.5 Vergleichende Untersuchungen der Ki67 – Expression zur CCND1 - Amplifikation und zur Cyclin D1 – Expression

Im nachfolgenden Abschnitt sollen die Ergebnisse der Untersuchungen zur Ki67 – Expression in der Gesamtgruppe und den Subgruppen in Bezug auf die CCND1 – Amplifikation und die Cyclin D1 - Expression beschrieben werden. Die Ki67 – Expression wurde nach Auszählung statistisch in der Gesamtgruppe und den Subgruppen auf einen Zusammenhang zur ebenfalls untersuchten CCND1 – Amplifikation und zur Cyclin D1- Expression überprüft.

Zunächst sollen die Ergebnisse der Auswertung der Gesamtgruppe beschrieben werden. In Bezug auf einen Zusammenhang der Ki67 – Expression zur CCND1 – Amplifikation fand sich der in Abb. 4.5.1a und b dargestellte statistisch deutlich signifikante Zusammenhang (p = 0,0015). Diese Auswertung und alle folgenden dieses Kapitels erfolgten mittels eines Anova / t- Tests. Zur besseren Darstellung gibt Abb. 4.5.2b die Auswertung noch einmal in Form eines „Box-plots" wider. Bei einem normalen Amplifikationsstatus von CCND1 fand sich hierbei ein Mittelwert der Ki67 – Expression von 40,754% (SD = 1,381%, n = 298) und bei amplifiziertem Status des CCND1 lag die Ki67 - Expression bei 47,931% (SD = 1,767%, n = 182).

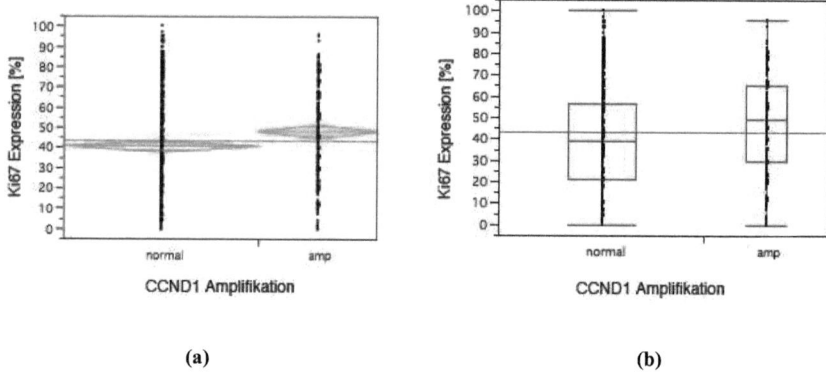

Abb. 4.5.1(a) und (b) Darstellung der Untersuchungsergebnisse der Ki67 – Expression in Bezug auf die CCND1 – Amplifikation der Gesamtgruppe. (a): Anova / t-Test; p=0,0015; (b): Darstellung der gleichen Daten zur besseren Ansicht in Form eines „Box-plots". Zu den Fallzahlen siehe Text. „amp"= amplifiziert.

In Bezug auf einen Zusammenhang der Ki67 – Expression zur Cyclin D1 - Expression in der Gesamtgruppe fand sich der in Abb. 4.5.2a und b dargestellte statistisch ebenfalls deutlich signifikante Zusammenhang (p = 0,0002). Bei einem negativen Expressionsstatus von Cyclin D1 fand sich hierbei ein Mittelwert der Ki67 – Expression von 36,97% (SD = 2,124%, n = 122); bei schwacher („weak") Cyclin D1 - Expression lag die Ki67 - Expression bei 41,069% (SD = 2,207%, n = 113); bei moderater Cyclin D1 - Expression lag die Ki67 - Expression bei 46,06% (SD = 1,849%, n = 161) und bei starker („strong") Expression von Cyclin D1 lag die Ki67 – Expression bei einem Mittelwert von 49,629% (SD = 2,29%, n = 105).

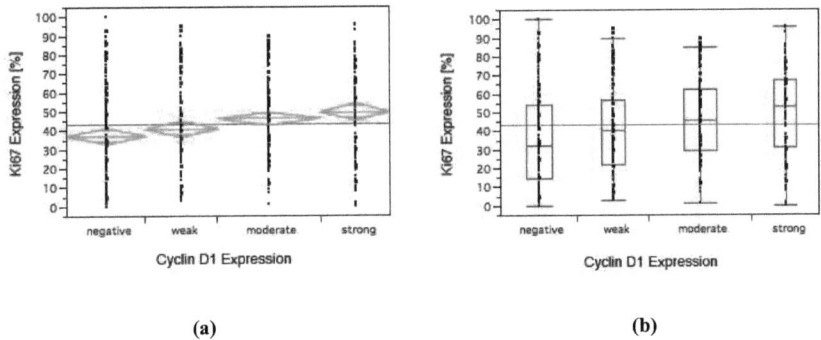

(a) (b)

Abb. 4.5.2(a) und (b) Darstellung der Untersuchungsergebnisse der Ki67 – Expression in Bezug auf die Cyclin D1 - Expression der Gesamtgruppe. (a): Anova / t- Test; p=0,0002; (b): Darstellung der gleichen Daten zur besseren Ansicht in Form eines „Box-plots". Zu den Fallzahlen siehe Text.

Betrachtet man hingegen nur die Subgruppe der Larynxkarzinome, so zeigt sich kein signifikanter Zusammenhang der CCND1 - Amplifikation und der Ki67 - Expression. Abb. 4.5.3a und b gibt dabei die Ergebnisse wider (p=0,3946). Bei einem normalen Amplifikationsstatus von CCND1 fand sich hierbei ein Mittelwert der Ki67 – Expression von 38,681% (SD = 3,091%, n = 44) und bei amplifiziertem Status des CCND1 lag die Ki67 - Expression bei 44,417% (SD = 5,919%, n = 12).

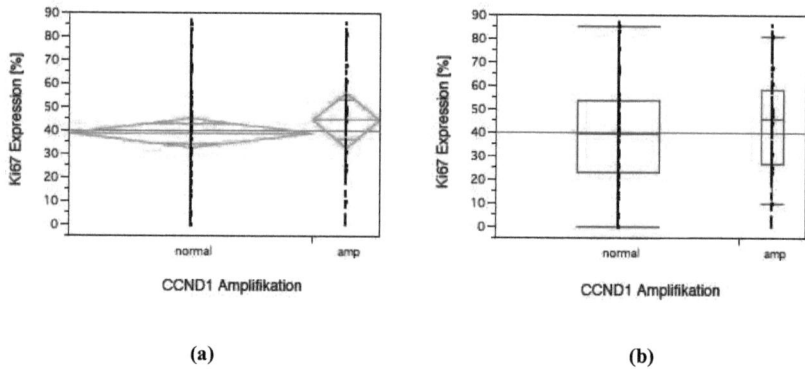

Abb. 4.5.3(a) und (b) Darstellung der Untersuchungsergebnisse der Ki67 – Expression in Bezug auf die CCND1 – Amplifikation der Larynxgruppe. (a): Anova / t- Test; p=0,3946; (b): Darstellung der gleichen Daten zur besseren Ansicht in Form eines „Box-plots". Zu den Fallzahlen siehe Text.

In Bezug auf einen Zusammenhang der Ki67 – Expression zur Cyclin D1 - Expression in der Larynxgruppe fand sich hingegen der in Abb. 4.5.4a und b dargestellte statistisch signifikante Zusammenhang (p = 0,0176). Bei einem negativen Expressionsstatus von Cyclin D1 zeigte sich hierbei ein Mittelwert der Ki67 – Expression von 34,556% (SD = 4,648%, n = 18); bei schwacher („weak") Cyclin D1 - Expression lag die Ki67 - Expression bei 35,895% (SD = 4,524%, n = 19); bei moderater Cyclin D1 - Expression lag die Ki67 - Expression bei 51,667% (SD = 4,303%, n = 21) und bei starker („strong") Expression von Cyclin D1 lag die Ki67 – Expression bei einem Mittelwert von 52,8% (SD = 8,818%, n = 5).

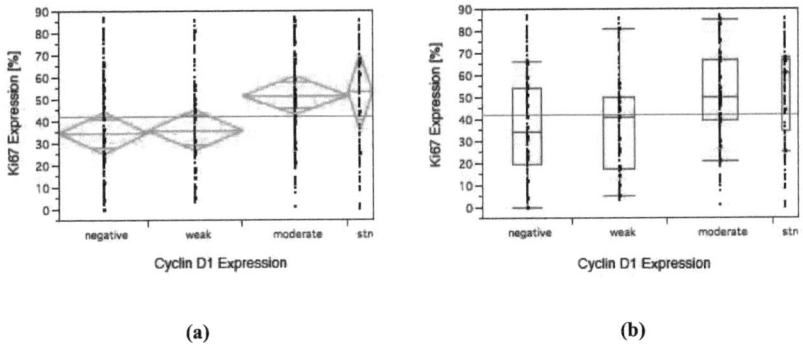

(a) (b)

Abb. 4.5.4(a) und (b) Darstellung der Untersuchungsergebnisse der Ki67 – Expression in Bezug auf die Cyclin D1 - Expression der Larynxgruppe. (a): Anova / t- Test; p=0,0176; (b): Darstellung der gleichen Daten zur besseren Ansicht in Form eines „Box-plots". Zu den Fallzahlen siehe Text.

In der Subgruppe der Pharynxkarzinome zeigte sich in der Auswertung ein statistisch signifikanter Zusammenhang der CCND1 - Amplifikation und der Ki67 - Expression. Abb. 4.5.5a und b gibt dabei die Ergebnisse wider (p=0,0179). Bei einem normalen Amplifikationsstatus von CCND1 fand sich hierbei ein Mittelwert der Ki67 – Expression von 36,611% (SD = 3,085%, n = 54) und bei amplifiziertem Status des CCND1 lag die Ki67 - Expression bei einem Mittelwert von 45,78% (SD = 2,267%, n = 100).

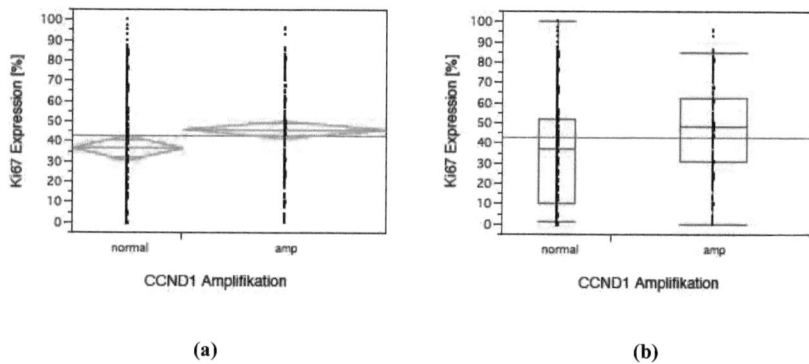

Abb. 4.5.5(a) und (b) Darstellung der Untersuchungsergebnisse der Ki67 – Expression in Bezug auf die CCND1 – Amplifikation der Pharynxgruppe. (a): Anova / t-Test; p=0,0179; (b): Darstellung der gleichen Daten zur besseren Ansicht in Form eines „Box-plots". Zu den Fallzahlen siehe Text.

In Bezug auf einen Zusammenhang der Ki67 – Expression zur Cyclin D1 - Expression in der Pharynxgruppe fand sich ebenfalls der in Abb. 4.5.6a und b dargestellte statistisch signifikante Zusammenhang (p = 0,0016). Bei einem negativen Expressionsstatus von Cyclin D1 zeigte sich hierbei ein Mittelwert der Ki67 – Expression von 30,292% (SD = 3,243%, n = 48); bei schwacher („weak") Cyclin D1 - Expression lag die Ki67 - Expression bei 42,4% (SD = 5,802%, n = 15); bei moderater Cyclin D1 - Expression lag die Ki67 - Expression bei 41,619% (SD = 3,467%, n = 42) und bei starker („strong") Expression von Cyclin D1 lag die Ki67 – Expression bei einem Mittelwert von 47,152% (SD = 2,766%, n = 66).

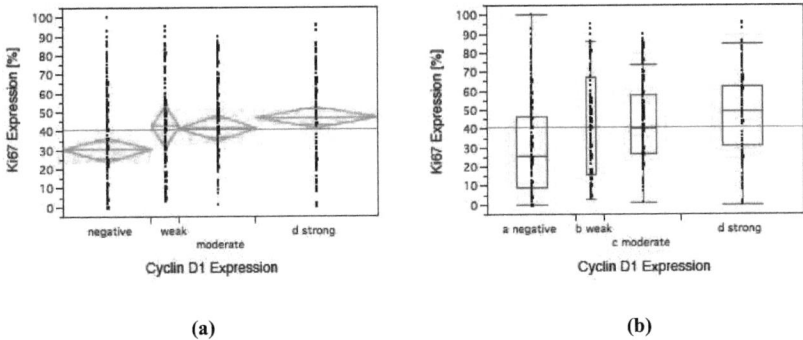

Abb. 4.5.6(a) und (b) Darstellung der Untersuchungsergebnisse der Ki67 – Expression in Bezug auf die Cyclin D1 - Expression der Pharynxgruppe. (a): Anova / t- Test; p=0,0016; (b): Darstellung der gleichen Daten zur besseren Ansicht in Form eines „Box-plots". Zu den Fallzahlen siehe Text.

In der Mundraumgruppe zeigte sich in der Auswertung ein statistisch signifikanter Zusammenhang der CCND1 - Amplifikation und der Ki67 - Expression. Abb. 4.5.7a und b gibt dabei die Ergebnisse wider (p=0,008). Bei einem normalen Amplifikationsstatus von CCND1 fand sich hierbei ein Mittelwert der Ki67 – Expression von 42,329% (SD = 1,769%, n = 200) und bei amplifiziertem Status des CCND1 lag die Ki67 - Expression bei einem Mittelwert von 51,607% (SD = 2,989%, n = 70).

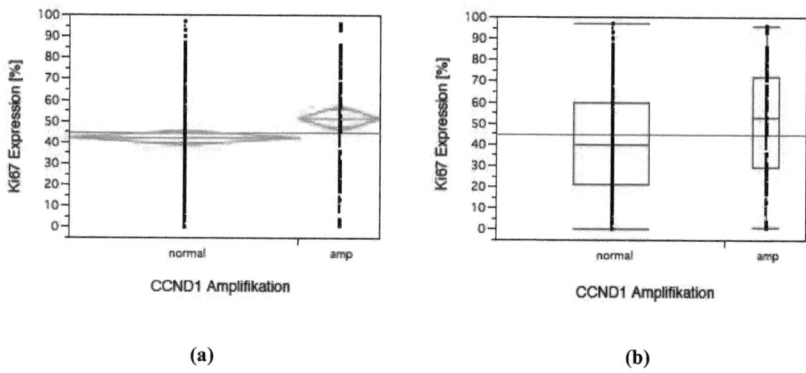

Abb. 4.5.7(a) und (b) Darstellung der Untersuchungsergebnisse der Ki67 – Expression in Bezug auf die CCND1 – Amplifikation der Mundraumgruppe. (a): Anova / t-Test; p=0,008; (b): Darstellung der gleichen Daten zur besseren Ansicht in Form eines „Box-plots". Zu den Fallzahlen siehe Text.

Ein Zusammenhang der Ki67 – Expression zur Cyclin D1 - Expression konnte in der Mundraumgruppe hingegen nicht nachgewiesen werden (p=0,1033); allerdings lässt sich eine deutlich Tendenz hin zu einem Zusammenhang der beiden untersuchten Größen finden. Abb. 4.5.8a und b stellt die Ergebnisse der Auswertung dar. Bei einem negativen Expressionsstatus von Cyclin D1 zeigte sich hierbei ein Mittelwert der Ki67 – Expression von 43,464% (SD = 3,28%, n = 56); bei schwacher („weak") Cyclin D1 - Expression lag die Ki67 - Expression bei 42,06% (SD = 2,762%, n = 79); bei moderater Cyclin D1 - Expression lag die Ki67 - Expression bei 46,763% (SD = 2,48%, n = 98) und bei starker („strong") Expression von Cyclin D1 lag die Ki67 – Expression bei einem Mittelwert von 53,97% (SD = 4,21%, n = 34).

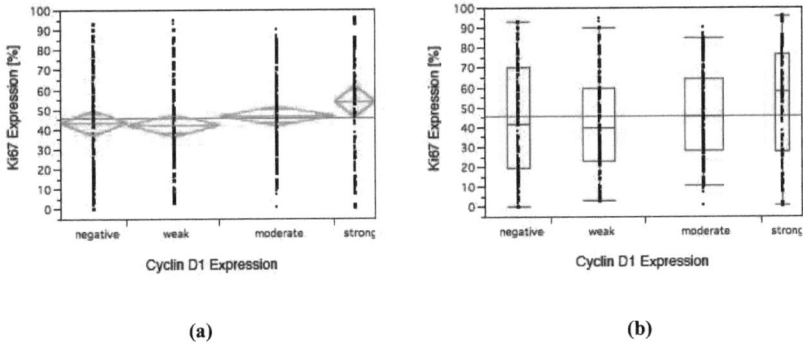

(a) (b)

Abb. 4.5.8(a) und (b)   Darstellung der Untersuchungsergebnisse der Ki67 – Expression in Bezug auf die Cyclin D1 - Expression der Mundraumgruppe. (a): Anova / t-Test; p=0,1033; (b): Darstellung der gleichen Daten zur besseren Ansicht in Form eines „Box-plots". Zu den Fallzahlen siehe Text.

4.6   Untersuchungen zur Assoziation der Tumordicke (pT), des Lymphknotenstatus (pN), des Gradings sowie von Ki67, CCND1 und Cyclin D1 mit dem Überleben der Patienten

Im nachfolgenden Abschnitt sollen die Untersuchungsergebnisse zur Assoziation der unterschiedlichen Variablen (Tumordicke, Lymphknotenstatus, Grading, CCND1, Cyclin D1 und Ki67) mit dem Überleben der Patienten vorgestellt werden. Die Untersuchungen wurden an der Gesamtgruppe vorgenommen.

Zunächst wurde die Tumordicke (Abb. 4.6.1) auf eine mögliche Assoziation mit dem Überleben der Patienten überprüft. Hierbei zeigte sich eine deutliche statistische Signifikanz dieser Assoziation (p=0,004 nach Log-Rank Test). Hierbei waren 44 Fälle mit einem pT Stadium von 1; 56 Fälle mit einem PT=2; 20 Fälle mit einem pT=3 und 26 Fälle mit einem pT Stadium von 4 ausgewertet werden.

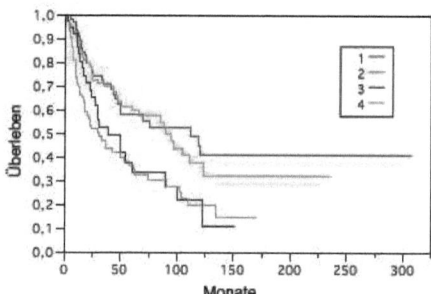

Abb. 4.6.1 Darstellung der Untersuchungsergebnisse zur hier signifikanten Assoziation der Tumordicke (pT) mit der Überlebenszeit der Patienten in der Gesamtgruppe. 1, 2, 3 und 4 = pT Stadium 1, 2, 3 und 4. p=0,004 (Log-Rank Test). Zu den Fallzahlen siehe Text.

Weiterhin wurde eine Assoziation des histologischen Gradings mit dem Überleben der Patienten überprüft. Abbildung 4.6.2 gibt in diesem Zusammenhang die Ergebnisse wider. Dabei zeigte sich auch hier ein deutlich signifikanter Zusammenhang des Gradingsstatus mit dem Überleben der Patienten (p=0,0027; Log-Rank Test). Zu den Fallzahlen: hierbei konnten 19 Fälle mit einem Grading von 1; 139 Fälle mit einem Grading von 2 und 42 Fälle mit einem Grading von 3 ausgewertet werden.

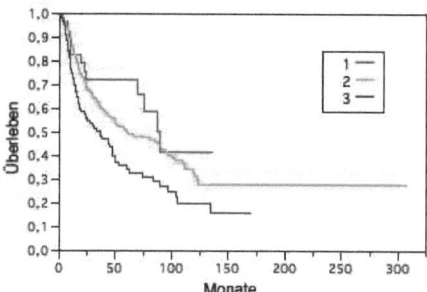

Abb. 4.6.2 Darstellung der Untersuchungsergebnisse zur hier signifikanten Assoziation des Gradings (G) mit der Überlebenszeit der Patienten in der Gesamtgruppe. 1, 2 und 3 = Gradingstadium 1, 2 und 3. p=0,0027 (Log-Rank Test). Zu den Fallzahlen siehe Text.

Auch in Bezug auf den Lymphknotenstatus (pN) konnte eine signifikante Assoziation zum Überleben der Patienten nachgewiesen werden. Abbildung 4.6.3 gibt dabei die Ergebnisse zum konventionellen Lymphknotenstatus pN wider (p=0,0095; Log-Rank Test). Hierbei wurden 93 Fälle mit einem pN=0; 24 Fälle mit pN=1; 34 Fälle mit pN=2 und 2 Fälle mit einem pN Status von 3 erfolgreich ausgewertet werden. Darüberhinaus gibt Abbildung 4.6.4 eine Auswertung nach Einteilung der Lymphknotenstati in Gruppen (s.o.) wider. Interessanterweise zeigt sich hier graphisch ein deutlich homogeneres Bild mit deutlicher Signifikanz (p=0,0042; Log-Rank Test). Zu den Fallzahlen: Hier konnten 92 Fälle bei einem pN Gruppenstatus von 0 und 60 Fälle bei einem pN Gruppenstatus von 1 ausgewertet werden.

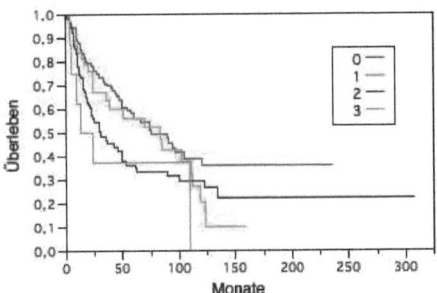

Abb. 4.6.3 Darstellung der Untersuchungsergebnisse zur hier signifikanten Assoziation des Lymphknotenstatus (pN) mit der Überlebenszeit der Patienten in der Gesamtgruppe. 0, 1, 2 und 3 = Lymphknotenstadium 0, 1, 2 und 3. p=0,0095 (Log-Rank Test). Zu den Fallzahlen siehe Text.

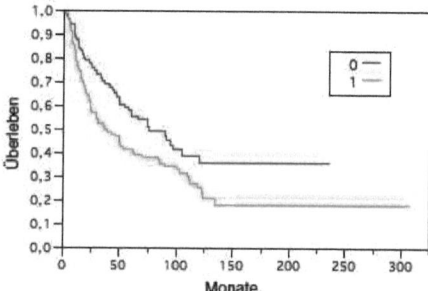

Abb. 4.6.4 Darstellung der Untersuchungsergebnisse zur hier signifikanten Assoziation des Lymphknotenstatus in Gruppen (pN Gruppen) mit der Überlebenszeit der Patienten in der Gesamtgruppe. 0 und 1 = pN Gruppenstatus 0 und 1. p=0,0042 (Log-Rank Test). Zu den Fallzahlen siehe Text.

Bei der Untersuchung einer möglichen Assoziation der Ki67 – Expression mit dem Überleben der Patienten wurden die Ki67 Ergebnisse zunächst – wie auch in der Literatur üblich – stratifiziert, d.h. es wurden zwei Gruppen gebildet. Die erste Gruppe „low 50" beinhaltet alle Proben mit einer Expression unter 50% und die zweite Gruppe „high 50" beinhaltet alle Proben mit einer Ki67 – Expression größer als 50%. In Abbildung 4.6.5 werden die Ergebnisse dieser Auswertung dargestellt. Dabei ließ sich statistisch keine Assoziation der Ki67 – Expression mit dem Überleben nachweisen (p=0,4567; Log-Rank Test). In der „high 50" Gruppe konnten 88 Fälle und in der „low 50" Gruppe 90 Fälle ausgewertet werden.

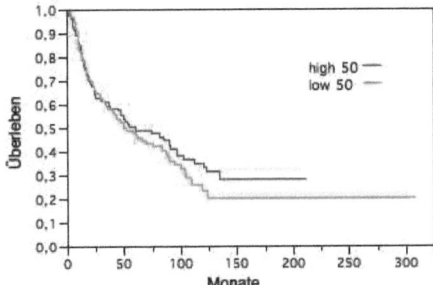

Abb. 4.6.5 **Darstellung der Untersuchungsergebnisse zur Assoziation der Ki67 Expression mit der Überlebenszeit der Patienten in der Gesamtgruppe. Assoziation statistisch nicht signifikant. Low 50 = Ki67 Expression < 50%; high 50 = Ki67 Expression > 50%. p=0,4567 (Log-Rank Test). Zu den Fallzahlen siehe Text.**

Bei der Untersuchung zur Assoziation der CCND1 – Amplifikation mit dem Überleben der Patienten (Abb. 4.6.6) zeigte sich dem gegenüber wiederum eine statistische Signifikanz dieses Zusammenhangs (p=0,0127; Log- Rank Test) in der Gesamtgruppe. Hierbei konnten 107 Fälle mit einem unveränderten („normalen") und 47 Fälle mit einem amplifiziertem CCND1 Status ausgewertet werden.

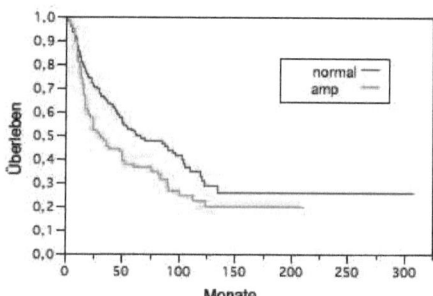

Abb. 4.6.6 Darstellung der Untersuchungsergebnisse zur statistisch signifikanten Assoziation der CCND1 - Amplifikation mit der Überlebenszeit der Patienten in der Gesamtgruppe. Normal = CCND1 nicht amplifiziert; Amp = amplifizierter Status von CCND1. p=0,0127 (Log-Rank Test). Zu den Fallzahlen siehe Text.

Weiterhin wurden die Ergebnisse statistisch nach einem Zusammenhang der Cyclin D1 – Expression mit dem Überleben der Patienten überprüft. Dabei zeigte sich ein signifikanter Zusammenhang, der in Abbildung 4.6.7a graphisch dargestellt wird (p=0,0004; Log-Rank Test). Hier wurden 52 Fälle mit negativer Cyclin D1 – Expression; 44 Fälle mit schwacher; 56 Fälle mit moderater und 16 Fälle mit einem starken Cyclin D1 – Expressionsmuster ausgewertet. Auf Grund der eindeutig graphisch zu erkennenden Tendenz in Abbildung 4.6.7a mit einer steiler abfallenden Überlebenskurve bei starker Cyclin D1 – Expression, wurden die Cyclin D1 - Ergebnisse mit negativer, schwacher und moderater Expression (welche sich in Abb. 4.6.7a überlagern) zu einer Gruppe („nwm") zusammengefasst und nachfolgend statistisch ausgewertet. Das Ergebnis dieses Vorgangs zeigt Abbildung 4.6.7b mit einer deutlichen statistischen Signifikanz (p<0,0001; Log-Rank Test). Die Fallzahlen der untersuchten Gruppen waren dabei wie folgt: 152 ausgewertete Fälle wurden in der „nwm" Gruppe ausgewertet sowie 16 Fälle mit einer starken Cyclin D1 Expression.

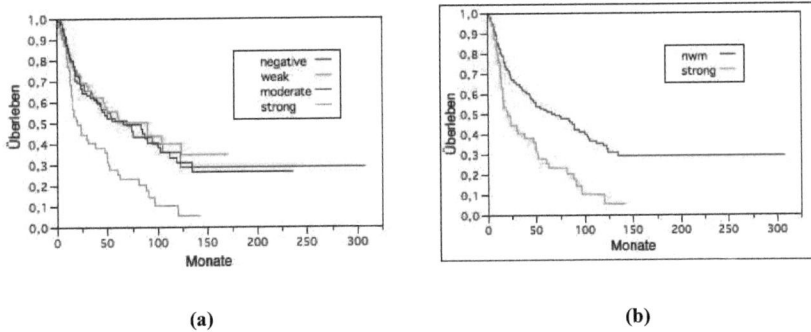

(a)   (b)

Abb. 4.6.7a und b Darstellung der Untersuchungsergebnisse zur statistisch signifikanten Assoziation der Cyclin D1 - Expression mit der Überlebenszeit der Patienten in der Gesamtgruppe. (a): Negative, weak, moderate, strong = negative, schwache, moderate und starke Cyclin D1 – Expression. p=0,0004 (Log-Rank Test). (b): Darstellung der Daten nach Zusammenfassung der negativen, schwachen und moderaten Cyclin D1 – Expression zu einer Gruppe („nwm"). Auch hier deutlich signifikantes Ergebnis (p<0,0001). Zu den Fallzahlen siehe Text.

Auf Grund der weiter oben bereits beschriebenen Ergebnisse mit Proben, welche bei einem negativen Cyclin D1 Expressionsmuster einen normalen oder gar amplifizierten CCND1 – Status aufwiesen, wurde untersucht, ob eine der möglichen Kombinationen dieser Marker ebenfalls mit dem Überleben der Patienten assoziiert ist. Die Auswertung erfolgte nach Selektion der Proben hinsichtlich ihres Cyclin D1 Expressionsstatus und wurde somit in vier Subgruppen vorgenommen (Cyclin D1 – Expression negativ, schwach, moderat und positiv). Hiernach wurde das so selektierte Probenkollektiv auf eine mögliche Assoziation der CCND1 Amplifikation mit dem Überleben der Patienten überprüft. Abbildung 4.6.8a bis d gibt dabei die erlangten Ergebnisse wider. Bei einem negativen Cyclin D1 – Expressionsstatus zeigte sich dabei keine Assoziation (Abb. 4.6.8a; p=0,3398, Log-Rank Test). In dieser Gruppe konnten 31 Proben ohne CCND1 Amplifikation und 6 Proben mit amplifiziertem CCND1 Status ausgewertet werden. Bei einem schwachen Cyclin D1 – Expressionsmuster ließ sich ebenfalls keine statistisch signifikante Assoziation nachweisen (Abb. 4.6.8b; p=0,0958, Log-Rank Test), allerdings eine statistische Tendenz, die sich auch graphisch in der Abbildung deutlich zeigt. In dieser Auswertungsgruppe konnten 33 Proben ohne CCND1 Amplifikation und 5 Proben mit amplifiziertem CCND1 Status ausgewertet werden.

Weiterhin fand sich auch bei einem moderatem Cyclin D1 Expressionsmuster keine Assoziation des CCND1 Amplifikationsstatus mit dem Überleben der Patienten (Abb 4.6.8c; p=0,3187, Log-Rank Test). Hierbei konnten 28 Fälle mit normalem und 21 Fälle mit einem amplifiziertem CCND1 Status ausgewertet werden.

In der letzten Subgruppe mit einem starken Expressionsmuster für Cyclin D1 fand sich ebenfalls kein statistisch signifikanter Zusammenhang (Abb. 4.6.8d; p=0,671, Log-Rank Test) bei 3 auswertbaren Fällen mit normalem und 12 auswertbaren Fällen bei amplifiziertem CCND1 Status.

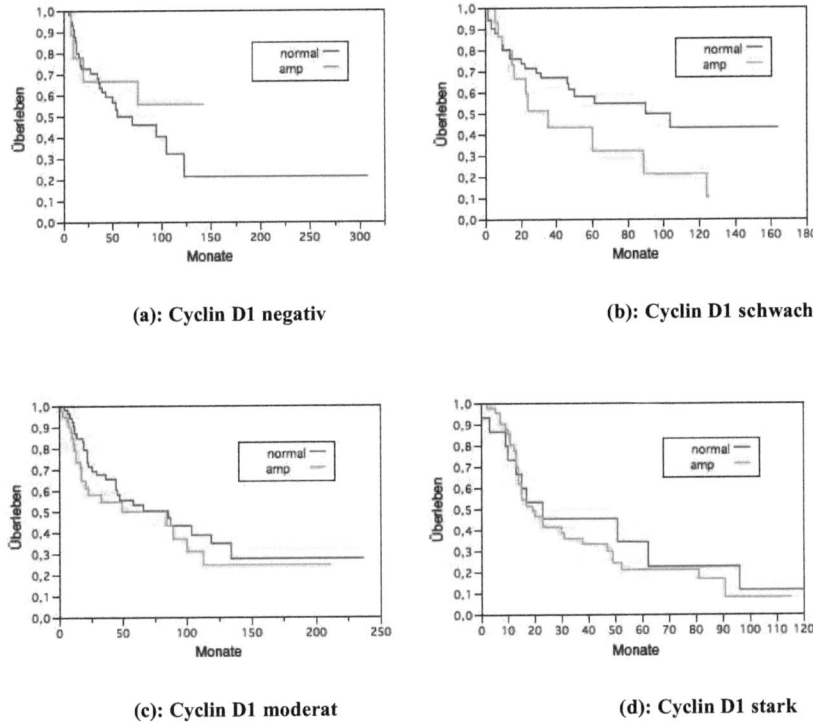

Abb. 4.6.8a bis d Darstellung der Untersuchungsergebnisse zur Assoziation der CCND1 Amplifikation mit der Überlebenszeit der Patienten in den vier Gruppen der Cyclin D1 – Expression (negative, schwache, moderate und starke Expression). (a): Daten der Proben mit negativer Cyclin D1 – Expression. p=0,3398 (Log-Rank Test). (b): Daten der Proben mit schwacher Cyclin D1 – Expression. p=0,0958. (c): Daten der Proben mit moderater Cyclin D1 – Expression. p=0,3187. (d): Daten der Proben mit starker Cyclin D1 – Expression. p=0,6707. Normal = CCND1 nicht amplifiziert; Amp = amplifizierter Status von CCND1. Zu den Fallzahlen siehe Text.

5 Diskussion

In der nachfolgenden Diskussion sollen zunächst die Unterkapitel des Ergebnisteiles isoliert betrachtet und in den Kontext der aktuell bestehenden Literatur eingeordnet werden. Abschließend erfolgt eine synoptische Betrachtung der erlangten Ergebnisse mit Diskussion der wissenschaftlichen Bedeutung.

5.1 Untersuchung der CCND1 Amplifikation

In der Gesamtgruppe zeigte sich eine Amplifikation von CCND1 in 36,8% der Fälle bei einem unveränderten Genstatus bezüglich CCND1 in 63,2% der untersuchten Fälle. Betrachtet man die weiteren ausgewerteten Subgruppen, so zeigt sich insgesamt ein recht inhomogenes Muster. Insbesondere in der Pharynxsubgruppe fand sich hierbei eine hohe Amplifikationsrate in 63,4% der Fälle und ein unverändertes Genmuster bezüglich CCND1 in 36,6% der untersuchten Fälle. In der Mundraumgruppe zeigte sich eine Amplifikation in 24,8% der Fälle bei unveränderter CCND1 Kopiezahl in 75,2% der Fälle.

Statistisch signifikante Assoziationen hinsichtlich anerkannter Tumorcharakterisierungsmerkmalen mit der CCND1 Amplifikation waren im Hinblick auf das Grading in der Gesamtgruppe (p=0,003) sowie bei Untersuchung der pN Gruppen zu finden (p=0,0077). Darüberhinaus fand sich eine statistisch signifikante Assoziation in der Mundraumgruppe in Bezug auf das Grading (p=0,0242).

Insgesamt bestätigen die erlangten Ergebnisse die bereits bekannten und in der Literatur beschriebenen Untersuchungsergebnisse zur CCND1 Amplifikation in malignen Tumoren. Eine Amplifikation von CCND1 ist generell zu den häufigen Genveränderungen zu rechnen und wurde bereits bei einer Vielzahl von malignen Tumoren beschrieben und untersucht. So findet sich laut Literatur eine CCND1 Amplifikation in 10-20% von Mammakarzinomen [81], [82], in 25% von Ösophaguskarzinomen [83] und in 32% der nicht-kleinzelligen-Lungenkarzinome (NSCLC) [84].

In Bezug auf die CCND1 Amplifikationsrate von Kopf-Hals Tumoren spiegelt die aktuelle Literatur ebenfalls die erlangten Ergebnisse wieder und gestaltet sich dementsprechend heterogen. Dabei schwanken die Angaben zur CCND1 Amplifikation zwischen den verschiedenen Studien zwischen 22% und 56% bei Betrachtung aller Kopf-Hals Tumoren. Kyomoto et al. berichten von einer Amplifikationsrate von 22% [85], Namazie et al. von 30% [86] und Ishiguro et al. von 53% [87] im Plattenepithelkarzinom der Kopf-Hals-Region (Mundhöhle,

Oro- und Hypopharynx), während Freier et al. eine Amplifikationsrate von 36.8%, Hofele et al. von 31%, Myo et al von 33.3% im Mundhöhlenkarzinom [88-90] und Fujii et al. von 56% im Zungenkarzinom nachweisen konnten [91]. Auffallend hierbei ist, dass nur wenige Studien eine isolierte Untersuchung des Mundhöhlenkarzinoms oder einer der anderen genannten Entitäten durchführten. Vielmehr erfolgte eine Fokussierung auf die Auswertung von Karzinomen der gesamten Kopf- und Halsregion. Da die beschriebenen Lokalisationen der Karzinome allerdings deutliche Auswirkungen auf die Ergebnisse der CCND1 Amplifikation haben – wie auch in den hier präsentierten Ergebnissen -, sind die Schwankungen der Untersuchungsergebnisse daher vermutlich vor allem durch die unterschiedliche Zusammensetzung der Tumorkollektive (Mundboden, Pharynx, Larynx) zu erklären. Insbesondere Karzinome im Bereich des Pharynx weisen eine hohe Amplifikationsrate von CCND1 auf, welches sich in den Untersuchungen von Ishiguro et al. [91] zeigt, wobei die Amplifikationsrate hierbei bei 53% lag. In unserer Studie lag die Amplifikationsrate in der Pharynxgruppe sogar bei 63,4% (104/164). Dieses Ergebnis deckt sich mit früheren Ergebnissen von Freier et al. [211] und stellt zusammenfassend somit eine drastisch erhöhte Häufigkeit der CCND1 Amplifikation in Pharynxkarzinomen dar.

In den hier dargestellten Untersuchungen konnte weiterhin eine partielle Assoziation des Phänotyps der Tumoren mit der Amplifikation von CCND1 gezeigt werden. Hierbei fand sich in der Gesamtgruppe eine statistisch signifikante Assoziation des Tumor-Gradings (G) mit der Amplifikation von CCND1 (p=0,003) sowie eine statistisch signifikante Assoziation des Lymphknotenbefalls (pN Gruppen; p=0,0077) mit der CCND1 Amplifikation. Darüberhinaus zeigte sich in der Mundraumgruppe eine statistisch signifikante Assoziation des Tumor-Gradings (G) mit der Amplifikation von CCND1 (p=0,0242).

In der Literatur berichten diverse Studien über eine Korrelation der CCND1 Amplifikation mit der Tumordicke (pT), mit dem Lymphknotenbefall (pN) sowie mit dem Grading bzw. dem Differenzierungsgrad (G) [52, 85, 87, 90-92]. Dabei ist die generelle Aussage, inwiefern eine Assoziation der verschiedenen Faktoren zueinander besteht, eher uneinheitlich. Teilweise berichten Autoren über ein vollständiges Fehlen der Assoziation (Ishiguro et al. [87]), wiederum andere Autoren beschreiben eine Assoziation. Da sich auch in den hier dargestellten Ergebnissen kein einheitliches Bild darstellt, deckt sich somit der Befund recht gut mit der bestehenden Literatur. Am ehesten ist die Uneinheitlichkeit dabei auf eine noch immer nicht ausreichend große Fallzahl zurückzuführen. Eine Vergrößerung des bestehenden Kollektivs ist somit wünschenswert und erforderlich um abschließende Aussagen treffen zu können. Eine strikte Unterteilung der Entnahmestellen der Tumoren ist dabei zwingend erforderlich, da sich auch in den hier dargestellten Ergebnissen eine Heterogenität der Genveränderungen in Bezug auf den Entnahmeort der Tumoren zeigte. Aktuell kann lediglich festgehalten werden, dass eine Assoziation der CCND1 Amplifikation mit den beschriebenen tumorphänotypischen Bezugsgrößen (pT, Grading, pN) durchaus denkbar ist und hier nicht abschließend bejaht oder verneint werden kann.

5.2 Untersuchung der Cyclin D1 – Expression

In den hier gezeigten Untersuchungen fand sich eine Cyclin D1 Überexpression in der Gesamtgruppe von 50,4% (moderate und starke Expression) und somit eine schwache oder negative Expression in 49,4% der Fälle. In den analysierten Subgruppen fand sich in der Larynxgruppe eine Überexpression in 38,5% der Fälle sowie eine schwache bis negative Expression in 61,5% der Fälle. In der Pharynxgruppe zeigte sich eine Überexpression in 61,2% der Fälle und demgegenüber eine schwache bis negative Expression in 38,8% der untersuchten Fälle. In der Mundraumgruppe fand sich eine Überexpression in 46,4% der Fälle gegenüber 53,6% schwachen bis negativ exprimierten Fällen.

Die hier wiederum gezeigte Schwankungsbreite der Ergebnisse von einem Minimum der Überexpression von 38,5% der untersuchten Fälle in der Larynxgruppe zu einem Maximum der Überexpression von 61,2% der untersuchten Fälle in der Pharynxgruppe spiegelt die aktuell bestehende Literatur zu diesem Themenkomplex gut wieder. Die Ergebnisse unterstreichen zunächst, dass Cyclin D1 Expressionsveränderungen häufige Veränderungen der Plattenepithelkarziome des Kopf- Halsbereichs sind sowie insbesondere häufige Veränderungen des Plattenepithelkarzinoms des Mundraumes sind.

In der Literatur berichten beispielsweise Kyomoto et al. [85] von 53% der Fälle, Ishiguro et al. von 37,5% [87], der Fälle der untersuchten Pharynx- und Mundhöhlenkarzinome von einer Überexpression von Cyclin D1. Für Mundhöhlenkarzinome finden sich Angaben von Angadi et al., die eine Überexpression in 70,7% [56] der Fälle nachwiesen und von Hofele et al., die eine Überexpression in 39% der untersuchten Mundhöhlenkarzinome nachwiesen.

Die hier erlangten Ergebnisse passen somit gut in die Streubreite der bestehenden Literaturangaben. Allerdings wird deutlich, dass nur wenige Studien eine isolierte Untersuchung des Mundhöhlenkarzinoms oder einer anderen Tumorregion wie dem Pharynx oder dem Larynx durchführen. Vielmehr findet eine Vereinheitlichung auf Tumoren der Kopf- Hals Region statt, welche in anbetracht solch stark abweichender, hier gezeigter Ergebnisse bei Auswertung der Subgruppen in Zukunft nicht mehr toleriert werden kann und sollte.

Zusammengefasst sind somit die Schwankungen der Literaturangaben zur Expression von Cycin D1 am ehesten auf die unterschiedliche Zusammensetzung der Tumorkollektive (Mundhöhle, Pharynx, Larynx) zurückzuführen, welche bis dato nur äußerst selten isoliert betrachtet wurden. Darüberhinaus ist natürlich eine methodisch bedingte Varianz der Ergebnisse enthalten – hierzu wird im abschließenden Kapitel der Diskussion weiter Stellung genommen (siehe Kapitel 5.7).

In Bezug auf eine Assoziation der Cyclin D1 Expression mit tumorphänotypischen Faktoren wie die Tumordicke (pT), dem Grading sowie dem Lymphknotenstatus (pN und pN Gruppen) zeigte sich eine signifikante Assoziation in der Gesamtgruppe, wobei die Cyclin D1 Expression signifikant mit dem Grading der Tumoren assoziiert war (p=0,0328). Darüberhinaus fand sich eine statistisch signifikante Assoziation in der Larynxgruppe, wobei die Tumordicke (pT) signifikant mit der Cyclin D1 Expression assoziiert war.

Ähnlich wie im vorigen Kapitel mit den Überlegungen zur CCND1 Amplifikation spiegeln diese Ergebnisse zur Cyclin D1 Expression die Heterogenität der Aussagen zu diesem Themenkomplex der aktuellen Literatur gut wider. In der Literatur berichten diverse Studien neben der CCND1 Amplifikation auch über eine Korrelation der Cyclin D1 Überexpression mit der Tumordicke (pT), mit dem Lymphknotenbefall (pN) sowie mit dem Grading bzw. dem Differenzierungsgrad (G) [52, 85, 87, 90-92]. Auch hier ist die Aussage, inwiefern eine Assoziation der verschiedenen Faktoren zueinander besteht, eher uneinheitlich. Da sich auch in den hier dargestellten Ergebnissen kein einheitliches Bild darstellt, deckt sich somit der Befund recht gut mit der bestehenden Literatur. Aktuell kann lediglich festgehalten werden, dass eine Assoziation der Cyclin D1 Überexpression mit den beschriebenen tumorphänotypischen Bezugsgrößen (pT, Grading, pN) durchaus denkbar ist und hier nicht abschließend bejaht oder verneint werden kann. Eine Vergrößerung der Fallzahlen und eine isolierte Betrachtung der Tumorentnahmestellen ist hierfür zwingend erforderlich.

5.3 Vergleichende Untersuchungen zur CCND1 Amplifikation und Cyclin D1 - Expression

In den hier gezeigten Ergebnissen zur Assoziation der CCND1 Amplifikation zur Cyclin D1 – Expression konnte ein statistisch starker und eindeutiger Zusammenhang in allen analysierten Gruppen gezeigt werden. Hierbei fand sich in der Gesamtgruppe eine Überexpression des Cyclin D1 in 76,1% der Fälle bei amplifiziertem Status des CCND1 in 38,4% der Fälle (p<0,0001). Interessanterweise sinkt die Zahl der Proben mit einem negativen Expressionsmuster für Cyclin D1 bei Vorliegen einer Amplifikation von CCND1 nicht vollständig auf Null, sondern im Fall der Gesamtgruppe von 32,2% aus 11,1%. Ähnliche Veränderungen zeigen sich in den beschriebenen Subgruppen. In der Larynxgruppe kommt es bei Amplifikation des CCND1 in 20,4% der Fälle zur einer Überexpression des Cyclin D1 in 63,7% (p=0,0160) der Fälle und zu einer Abnahme der nicht exprimierenden Proben für Cyclin D1 von 30,2% auf 9,1%; in der Pharynxgruppe kommt es bei Amplifikation des CCND1 in 64,7% der Fälle zu einer Überexpression des Cyclin D1 in 61,4% (p<0,0001) der Fälle und zu einer Abnahme der nicht exprimierenden Proben für Cyclin D1 von 54,5% auf 10,9%; in der Mundraumgruppe kommt es bei Amplifikation des CCND1 in 26,3% der Fälle zu einer Überexpression des Cyclin D1 in 70,6% (p<0,0001) der Fälle und zu einer Abnahme der nicht exprimierenden Proben für Cyclin D1 von 26,2% auf 11,8%.

In der aktuellen Literatur wurde der Zusammenhang hinsichtlich der CCND1 Amplifikation und der Genexpression bis dato nur wenig untersucht [87], [89]. Die in dieser Studie beschriebene Zusammenhang der CCND1 Amplifikation zur Überexpression des Cyclin D1 bzw. der Nachweis eines direkten Zusammenhangs der CCND1 Amplifikation mit dem Expressionsverhaltens des Gens wurde von Ishiguro et al. ebenfalls bestätigt [87]. Auffällig ist allerdings, dass sich keine eins zu eins Beziehung darstellt (Amplifikation des Gens bedingt automatisch hier keine Überexpression). Dies deckt sich ebenfalls mit der bestehenden Literatur [87]. Es konnte allerdings eine zwei zu eins Beziehung, wie sie bereits für das Mammakarzinom beschrieben wurde [93], nachgewiesen werden. So findet sich in der Gesamtgruppe eine Amplifikation von CCND1 in 38,4% der Fälle und eine Überexpression des Cyclin D1 in 76,1% der Fälle. Dieses Verhältnis findet sich auch in den ausgewerteten Subgruppen (Larynxgruppe: 20,4% CCND1 Amplifikation zu 63,7% Überexpression; Mundraumgruppe: 26,3 CCND1 Amplifikation zu 70,6% Überexpression). Lediglich die Pharynxsubgruppe weist mit einer Amplifikation von CCND1 in 64,7% der Fälle gegenüber einer Überexpression des Cyclin D1 in 61,4% der Fälle eine nahezu eins zu eins Beziehung auf. Dies unterstreicht erneut die genetische Heterogenität der Kopf-Hals Tumoren und die notwendige Konsequenz einer getrennten Betrachtung der Tumorentitäten im Rahmen einer genetischen Analyse. Darüberhinaus wurde eine Überexpression des Cyclin D1 auch bei nicht amplifizierten Tumoren beobachtet (Gesamtgruppe: Cyclin D1 Überexpression von 39,1% bei normalem Genstatus; Larynxgruppe: Cyclin D1 Überexpression von 34,9% bei normalem Genstatus; Pharynxgruppe: Cyclin D1 Überexpression von 34,5% bei normalem Genstatus; Mundraumgruppe: Cyclin D1 Überexpression von 41,4% bei normalem Genstatus) sowie *vice versa* ein negativer Expressionstatus für Cyclin D1 bei amplifiziertem Genstatus (Gesamtgruppe: negative Cyclin

D1 Expression in 11,1% bei amplifiziertem Genstatus; Larynxgruppe: negative Cyclin D1 Expression in 9,1% bei amplifiziertem Gestatus; Pharynxgruppe: negative Cyclin D1 Expression in 10,9% bei amplifiziertem Genstatus; Mundraumgruppe: negative Cyclin D1 Expression von 11,8% bei amplifiziertem Genstatus). Diese Ergebnisse werden durch die bestehende Literatur bestätigt [94], [85]. Als Begründung für diese Abweichung einer anzunehmenden eins zu eins Beziehung zwischen Amplifikation eines Gens und der darauf folgenden Überexpression müssen weitere Regelmechanismen in der physiologischen Zellzykluskontrolle eine Rolle spielen und somit Einfluss auf die Expression des Cyclin D1 nehmen. So scheinen z.B. p53, p21, p16 und EGF ebenfalls auf den Expressionsstatus von Cyclin D1 Einfluss zu nehmen [87]. In Zelllinienuntersuchungen konnte nachgewiesen werden, dass EGF die Cyclin D1 Expression stimuliert, die CCND1 Amplifikation jedoch nicht. Hieraus wurde geschlossen, dass eine Überexpression von Cyclin D1 mit und ohne Vorliegen einer CCND1 Amplifikation durchaus bestehen kann. Offensichtlich wirkt sich eine Amplifikation des Gens nur dann aus, wenn es in einer Zelle durch weitere Regelmechanismen auch „angeschaltet" ist.

5.4 Untersuchungen zur Expression von Ki67

In den hier dargestellten Untersuchungsergebnissen zur Expression von Ki67 zeigte sich ein statistisch signifikanter Zusammenhang in Bezug auf den Lymphknotenstatus (pN) in der Larynxgruppe (p=0,0252). Es finden sich mehrere Veröffentlichungen in Bezug auf die Bedeutung von Ki67 in Plattenepithelkarzinomen des Kopf- Hals Bereichs und des Mundbereichs, z.B. [3], [4], [95], [2], [96], [97], [98], [59], [99], [100], [101]. Hierbei zeigt sich ein heterogenes Feld an Aussagen zur Korrelation von Ki67 zu tumorphänotypischen Faktoren. Allerdings findet sich eine beschriebene Korrelation von Ki67 zum Lymphknotenstatus in [2] und [96], wohingegen andere Studien, auch mit entsprechend großer Fallzahl von z.B. n=329 Fällen [101] keine statistische Assoziation von Ki67 mit tumorphänotypischen Faktoren nachweisen konnten. Somit bleibt auch hier festzuhalten, dass Ki67 keine ausgeprägte Bedeutung als Marker des oralen oder des Kopf- und Hals- Plattenepithelkarzinoms zu haben scheint.

5.5 Vergleichende Untersuchungen der Ki67 – Expression zur CCND1 – Amplifikation und zur Cyclin D1 – Expression

In den dargestellten Ergebnissen zeigte sich eine statistisch signifikante Assoziation der CCND1 Amplifikation mit der Ki67 Expression sowie eine statistisch signifikante Assoziation der Cyclin D1 Expression zur Ki67 Expression in der Gesamtgruppe sowie in allen Subgruppen mit Ausnahme einer nicht signifikanten Assoziation der CCND1 Amplifikation zur Ki67 Expression in der Larynxsubgruppe. Dies mag durch die geringe Fallzahl in dieser Subgruppe von n=66 untersuchten Proben bedingt sein. Allerdings zeigt sich auch hier eine statistische Tendenz zu einer Korrelation der Faktoren, diese lies sich statistisch aber nicht eindeutig nachweisen.

Die Ergebnisse zeigen eindrücklich, dass es sich bei Kopf-, Halskarzinomen und Mundhöhlenkarzinomen um ausgeprägt proliferative Tumoren handelt. In Bezug auf das Mundhöhlenkarzinom gibt es in der Literatur mehrere Berichte über eine positive Korrelation der Cyclin D1 Expression mit diversen Proliferationsmarkern, unter anderem Ki67, PCNA (proliferating cell nuclear antigen) sowie mit anderen zellzyklusregulierenden Proteinen wie CDK4, p21, E2F1 und p53 [102, 103]. Die genannten Studien unterstreichen in diesem Zusammenhang die Theorie einer möglichen Rolle des Cyclin D1 als potentieller Marker für die Tumorproliferation und Tumoronkogenese. In anderen Entitäten als dem Mundhöhlenkarzinom konnte die prognostische Bedeutung von Proliferationsmarkern bereits nachgewiesen werden (z.B. für das Mammakarzinom, für das Lungekarzinom sowie für das Laryngeal- und das Pharyngealkarzinom). Allerdings differieren in der Literatur die Meinungen, ob in Bezug auf das Mundhöhlenkarzinom Proliferationsmarker letztlich eine Aussage über das klinische Verhalten eines Karzinoms wirklich zulassen [2, 4, 62, 104, 105]. Hierbei wird oft auf eine zu geringe Fallzahl der untersuchten Proben verwiesen [61, 62, 106]. Somit bleibt auch hier das Fazit, dass bei zukünftigen Betrachtungen und Untersuchungen das Platteepithelkarzinom des Mundraumes immer getrennt betrachtet und untersucht werden sollte [2, 107].

5.6 Untersuchungen zur Assoziation der Tumordicke (pT), des Lymphknotenstatus (pN), des Gradings sowie von Ki67, CCND1 und Cyclin D1 mit dem Überleben der Patienten

In den erlangten Untersuchungsergebnissen in der Gesamtgruppe (eine Auswertung der Subgruppen konnte bei zu geringen Fallzahlen leider nicht erfolgen) zu dem oben genannten

Themenkomplex ließen sich statistisch signifikante Assoziationen der Tumordicke (pT), dem Grading, dem Lymphknotenstatus (pN und pN Gruppen) sowie der CCND1 Amplifikation und der Cyclin D1 Expression mit dem Überleben der Patienten nachweisen. Somit sind die genannten Faktoren für Kopf- und Halskarzinome als prognoserelevant zu beschreiben. Lediglich eine Aossoziation der Expression von Ki67 mit dem Überleben der Patienten konnte nicht statistisch nachgewiesen werden. Dies deckt sich aber (siehe auch Kapitel 5.5) mit den bekannten Veröffentlichungen mit heterogenen Aussagen zur Prognoserelevanz des Proliferationsmarkers Ki67.

Die hier gezeigten statistisch signifikanten Assoziationen decken sich mit den Aussagen diverser Studien zu diesem Thema. Insbesondere weisen diverse Studien auf eine Assoziation der CCND1 Amplifikation und der Cyclin D1 Überexpression mit einer schlechten Prognose bei Plettenepithelkarzinomen der Kopf- und Halsregion hin [85], [52, 86], [52, 90]. Allerdings gibt es Studien, die keine Korrelation zwischen der CCND1 Amplifikation und der Prognose für Patienten nachweisen konnten [87]. Bei der Heterogenität der in der Literatur zu findenden Aussagen zu CCND1 und Cyclin D1 in Bezug auf eine Prognoserelevanz muss auch hier die Empfehlung zur Vergrößerung des Patientenkollektivs und zur isolierten Betrachtung der Tumorentitäten gestellt werden. Zusammengefasst zeigt sich aber in dieser Untersuchung ein eindeutiger Zusammenhang und einer Bedeutung von CCND1 und Cyclin D1 für die Prognose und damit das Überleben der Patienten.

Abschließend wurde untersucht, in wie weit eine Kombinationsmöglichkeit des Expressionsstatus von Cyclin D1 (negativ, schwach, moderat, stark) mit dem Amplifikationsstatus des CCND1 prognostische Bedeutung für die Patiente haben könnte. Hierbei zeigte sich keine statistische Signifikanz bei den untersuchten Kombinationsmöglichkeiten. Dies kann – bei einzelnen Tendenzen innerhalb der Auswertung allerdings ohne Signifikanz – an einer zu kleinen Fallgröße der untersuchten Subgruppen liegen. Auch hier bleibt festzuhalten, dass eine vergrößerte Tumorbank mit kompletten Follow-up Daten wünschenswert ist, um ggf. weitere statistische Zusammenhänge erkennen zu können. Eine Erhöhung der Fallzahlen verspricht hierbei Sicherheit in Bezug auf Aussagen zur Wertigkeit von Tumormarkern. Auch zu den hier untersuchten Markern finden sich bereits widersprüchliche Ergebnisse in dr Lieteratur. Um abschliessend in diesem Kontext Klarheit zu erlangen kann die Erhöhung der Fallzahlen hilfreich sein.

5.7 Synoptische Betrachtung und Diskussion der Ergebnisse

Die Ergebnisse dieser Studie unterstreichen, dass Veränderungen der Expression von Cyclin D1 und der Amplifikation von CCND1 in Plattenepithelkarzinomen des Kopf- Hals Bereichs häufige Veränderungen sind. Dabei zeigt sich aber insbesondere eine signifikante Schwankung der Ergebnisse mit Bezug zur Entnahmestelle der Karzinome. So scheinen sich die genetischen Veränderung im Mundhöhlenkarzinom von denen des Pharynx- oder Larynxkarzinoms zu unterscheiden. In Bezug auf die hier untersuchten Marker Cyclin D1 und CCND1 sowie Ki67 sind die Ergebnisse eindeutig. Somit sollte in Zukunft eine getrennte Betrachtung der Entitäten eine Pflicht sein.

Die durchaus heterogenen Aussagen zur Bedeutung von Cyclin D1, CCND1 und Ki67 der hier im Kontext zitierten Studien können somit durch eine Verallgemeinerung der Karzinome als Kopf- und Halskarzinome bedingt sein. Insbesondere das Pharynxkarzinom scheint eine deutlich höhere Amplifikation von CCND1 aufzuweisen als die hier weiteren untersuchten Subgruppen (hier 63,4%) Dies deckt sich mit der aktuellen Literatur hierzu [108], [108]. Darüberhinaus bestehen methodische Unterschiede der Studien in Bezug auf z.B. den Amplifikationsnachweis von CCND1. Allgemein stehen unterschiedliche Methoden für den Nachweis einer CCND1 Amplifikation zur Verfügung, so z.B. Southern blotting, Polymerase chain reaction (PCR) und die auch hier angewandte Fluoreszenz in situ Hybridisierung (FISH) [87, 91, 109, 110]. Dabei spiegeln sich die Unterschiede in den Methoden direkt in den Ergebnissen der Literatur wider.

Die polymerase chain reaction (PCR) scheint dabei konstant die niedrigsten Amplifikationsrate zu liefern (z.B. 22% [85]). Ein Grund hierfür könnte sein, das die PCR an isolierter DNS durchgeführt wird, so dass es bei Verunreinigungen der Probe mit normalen Zellen (z.B. Lymphozyten) leicht zu einer geringen Ratio und somit zu falsch negativen Ergebnissen kommt. Mittels Southern Blot ermittelte Amplifikationsraten für CCND1 lagen bei 34,4% [111], wohingegen die Amplifikationsrate von CCND1, welche mittels der FISH Analyse ermittelt wurden zwischen 31-53% lagen [87, 89].

Zusätzlich zu den genannten methodischen Abweichungen existiert keine Norm hinsichtlich der Definition einer Amplifikation in der einschlägigen Literatur. Ishiguro et al. definierte Tumorzellen als amplifiziert, wenn mindestens in mehr als 10% der 100 gezählten Tumorzellen drei oder Gensignale im Kern nachgewiesen werden konnten, wohingegen Freier et al. [88] und Hofele et al. [89] eine Amplifikation sahen, wenn mehr als 10% der ausgezählten Tumorzellen mehr als acht Gensignale oder Signal-Cluster aufwiesen. Myo et al. sprachen von einer Amplifikation, wenn in den untersuchten Zellen die durchschnittliche Kopiezahl der

Gensignale im Vergleich zu den Zentromersignalen >1 ist oder Cluster nachgewiesen werden konnten [90], wohingegen Kyomoto et al. eine Amplifikation über eine differentielle PCR-Analyse gemessen haben.

Somit wird ein weiterer wichtiger Punkt nach Normierung und Vereinheitlichung der Definition einer „Amplifikation" deutlich. Ohne eine solche Normierung wird der Vergleich von Studien schwierig sein und immer mit einem methodischen Fehler belastet sein.

Die Immunhistochemie ist im Vergleich zur Amplifikationsanalyse noch variabler, da es z.B. auf Grund einer Vielzahl von unterschiedliche Antikörpern und Inkubationsprotokollen sowie einer Varianz in den Auszählungen der immunhistochemischen Färbungen starke Varianzen in den Ergebnissen auftreten können. Bis dato zeigen die Studien demnach auch eine hohe Varianz der Cyclin D1 Expression zwischen ca. 32% [112] und 88.5% [113].

Darüberhinaus bestehen auch bei der Cyclin D1 Überexpression keine normierten Definitionen, ab wann eine Proteinexpression als überexprimiert gilt. So berichten zum Beispiel Angadi et al. von einer Überexpression in der IHC-Untersuchung, wenn eine Cyclin D1 Positivität mit milder, moderater oder intensiver Färbung der Zellen vorliegt [56], ebenso berichten Kyomoto et al. bei einer positiven und doppelt positiv Bewertung der Zellen (+, ≥ 10%-50% von 400 gezählten Tumorzellen sind positiv und ++, 50% von 400 gezählten Tumorzellen sind positiv)[85], Hofele et al. wenn eine mäßig (≥ 10-40% der Zellen sind positiv) und eine starke (> 40% der Zellen sind positiv) Expression vorliegt und Ishiguro et al. berichten von einer Überexpression wenn entweder eine positive (+, > 5-50% der Zellen sind positiv) oder doppelt positive Färbung (++ > 50% der Tumorzellen sind positiv) vorliegt. Somit sollte auch hier eine Normierung der Definition einer Proteinüberexpression zwingend erfolgen um Studien sicher miteinander vergleichen zu können.

Abschliessend bleibt festzustellen, dass Cyclin D1 und CCND1 sehr wohl eine Rolle in Bezug auf die Prognose der Patienten zu spielen scheinen. Dies konnte anhand eines großen Patientenkollektivs nachgewisen werden. Zur Sicherung der Daten und zur Erkennung weiterer Zusammenhänge auch in den hier ausgewerteten Subgruppen ist der weitere Aufbau und Ausbau von noch größeren Patientenkollektiven mit kompletten follow-up Daten zwingend erforderlich.

6 Zusammenfassung

Ziel der vorliegenden Arbeit war die Untersuchung der molekularen Marker CCND1, Cyclin D1 und dem proliferationsassoziierten Antigen Ki67 im Plattenepithelkarzinom des Kopf- und Halsbereichs. Hierbei wurden die Marker in einer großen Studienpopulation von 649 Proben untersucht und auf die Relevanz im Hinblick auf die Prognose der Patienten überprüft.

Die Untersuchung wurde dabei in 4 Gruppen unterteilt, die sich nach der Entnahmelokalisation der Tumoren richtete: eine Gesamtgruppe, in der die Proben ohne Rücksicht auf die Entnahmelokalisation ausgewertet wurden; eine Pharynxgruppe, in der nur Tumoren aus dem Pharynx untersucht wurden; eine Larynxgruppe, in der nur Tumoren aus dem Larynx untersucht wurden und eine Mundraumgruppe, in der nur Tumoren aus dem Mundraum untersucht wurden.

Bezüglich der Auswertung von CCND1 und Cyclin D1 fanden sich deutliche Unterschiede zwischen den Untersuchungsgruppen mit einem Maximum der CCND1 Amplifikation von 63,4% und der Cyclin D1 Expression von 36,6% stark exprimierender Proben in der Pharynxgruppe. Es zeigte sich eine starke Korrelation der CCND1 Amplifikation zur Cyclin D1 Expression allerdings ohne eine eins zu eins Relation.

Ki67 zeigte sich in den Untersuchungen mit einer deutlichen Korrelation zur CCND1 Amplifikation und zur Cyclin D1 Expression, was aus zellphysiologischer Sicht zu erwarten war.

Das Überleben der Patienten wurde in der Gesamtgruppe untersucht und zeigte eine statistisch signifikante Assoziation zur Tumorgröße (pT), zum Grading, zum Lymphknotenstatus sowie zur Amplifikation von CCND1 ($p=0,0127$) und zur Expression von Cyclin D1 ($p<0,0001$).

In dieser Studie zeigt sich somit eine prognostische Relevanz des moleklulargenetischen Markers Cyclin D1 und dem Gen CCND1. Auf Grund einer bestehenden Heterogenität von Aussagen zu diesem Themenkomplex in der aktuellen Literatur mit teils widersprüchlichen Angaben ist eine weitere Erhöhung der Fallzahlen notwendig. Auf Grund der nachgewiesenen phänotypischen und genetischen Diversität der oftmals als Kopf- Halstumoren ausgewerteten Tumoren sollten nachfolgende Studien immer zwischen Mundraum-, Pharynx- und Larynxkarzinomen unterscheiden.

7 Literaturverzeichnis

1. Pich, A., L. Chiusa, and R. Navone, *Prognostic relevance of cell proliferation in head and neck tumors.* Ann Oncol, 2004. **15**(9): p. 1319-29.
2. Myoung, H., et al., *Correlation of proliferative markers (Ki-67 and PCNA) with survival and lymph node metastasis in oral squamous cell carcinoma: a clinical and histopathological analysis of 113 patients.* Int J Oral Maxillofac Surg, 2006. **35**(11): p. 1005-10.
3. Girod, S.C., et al., *Proliferative activity and loss of function of tumour suppressor genes as 'biomarkers' in diagnosis and prognosis of benign and preneoplastic oral lesions and oral squamous cell carcinoma.* Br J Oral Maxillofac Surg, 1998. **36**(4): p. 252-60.
4. Sittel, C., et al., *Prognostic significance of Ki-67 (MIB1), PCNA and p53 in cancer of the oropharynx and oral cavity.* Oral Oncol, 1999. **35**(6): p. 583-9.
5. Jin, C., et al., *Cytogenetic abnormalities in 106 oral squamous cell carcinomas.* Cancer Genet Cytogenet, 2006. **164**(1): p. 44-53.
6. Jin, C., et al., *Molecular cytogenetic characterization of the 11q13 amplicon in head and neck squamous cell carcinoma.* Cytogenet Genome Res, 2006. **115**(2): p. 99-106.
7. Johnsen N., S.F., J. Ferlay, K. Ramadas, S. Schmid, D.G. MacDonald, J.E. Bouquot, P.J. Slootweg, *Tumours of the oral cavity and oropharynx: Squamous cell carcinoma.* Pathology and Genetics of Head and Neck Tumors, ed. L.J.W.E. Barnes, P. Reichart, d. Sidransky. 2005, Lyon: World Health Organisation Classification of Tumors IARC Press. 166-208.
8. Cohan, D.M., et al., *Oropharyngeal cancer: current understanding and management.* Curr Opin Otolaryngol Head Neck Surg, 2009. **17**(2): p. 88-94.
9. Greenlee, R.T., et al., *Cancer statistics, 2001.* CA Cancer J Clin, 2001. **51**(1): p. 15-36.
10. Kademani, D., et al., *Prognostic factors in intraoral squamous cell carcinoma: the influence of histologic grade.* J Oral Maxillofac Surg, 2005. **63**(11): p. 1599-605.
11. Reichart, P.A., *[Primary prevention of mouth carcinoma and oral precancerous conditions].* Mund Kiefer Gesichtschir, 2000. **4**(6): p. 357-64.
12. Chen, Y.J., et al., *Head and neck cancer in the betel quid chewing area: recent advances in molecular carcinogenesis.* Cancer Sci, 2008. **99**(8): p. 1507-14.
13. Parkin D.M., S.L.W., J. Ferlay, L. Teppo, D.B. Thomas, *Cancer Incidence in five Continents.* Vol. VIII. 2003, Lyon: IARC Press.
14. Figuero Ruiz, E., et al., *Effects of the consumption of alcohol in the oral cavity: relationship with oral cancer.* Med Oral, 2004. **9**(1): p. 14-23.
15. Franceschi, S., et al., *Cessation of alcohol drinking and risk of cancer of the oral cavity and pharynx.* Int J Cancer, 2000. **85**(6): p. 787-90.
16. Gellrich, N.C.e.a., *Kopf- Hals Tumoren: Empfehlungen zur Diagnostik, Therapie und Nachsorge*, in *Tumorzentrum Freiburg.* 2004.
17. Titcomb, C.P., Jr., *High incidence of nasopharyngeal carcinoma in Asia.* J Insur Med, 2001. **33**(3): p. 235-8.
18. Dechaphunkul, T., *Epidemiology, risk factors, and overall survival rate of laryngeal cancer in Songklanagarind Hospital.* J Med Assoc Thai. **94**(3): p. 355-60.
19. Cordes, C., et al., *Prognostic relevance of the proliferation marker REPP86 for laryngeal cancer.* Anticancer Res. **30**(9): p. 3541-7.

20. Reichart, P.A., *Oral manifestations of recently described viral infections, including AIDS.* Curr Opin Dent, 1991. **1**(4): p. 377-83.
21. Cooper, J.S., et al., *Postoperative concurrent radiotherapy and chemotherapy for high-risk squamous-cell carcinoma of the head and neck.* N Engl J Med, 2004. **350**(19): p. 1937-44.
22. Dalla Vecchia, L., et al., *Contrasting effects of acute and chronic cigarette smoking on skin microcirculation in young healthy subjects.* J Hypertens, 2004. **22**(1): p. 129-35.
23. Llewellyn, C.D., et al., *Squamous cell carcinoma of the oral cavity in patients aged 45 years and under: a descriptive analysis of 116 cases diagnosed in the South East of England from 1990 to 1997.* Oral Oncol, 2003. **39**(2): p. 106-14.
24. Schantz, S.P. and G.P. Yu, *Head and neck cancer incidence trends in young Americans, 1973-1997, with a special analysis for tongue cancer.* Arch Otolaryngol Head Neck Surg, 2002. **128**(3): p. 268-74.
25. El-Husseiny, G., et al., *Squamous cell carcinoma of the oral tongue: an analysis of prognostic factors.* Br J Oral Maxillofac Surg, 2000. **38**(3): p. 193-9.
26. van der Waal, I., *[Smoking and oral diseases].* Ned Tijdschr Tandheelkd, 1999. **106**(11): p. 415-8.
27. van der Waal, I., *[Mouth neoplasms: a review].* Ned Tijdschr Tandheelkd, 1996. **103**(9): p. 345-7.
28. Moreno-Lopez, L.A., et al., *Risk of oral cancer associated with tobacco smoking, alcohol consumption and oral hygiene: a case-control study in Madrid, Spain.* Oral Oncol, 2000. **36**(2): p. 170-4.
29. La Vecchia, C., et al., *Epidemiology and prevention of oral cancer.* Oral Oncol, 1997. **33**(5): p. 302-12.
30. Maier, H., et al., *[Alcohol drinking and cancer of the upper aerodigestive tract in women].* Dtsch Med Wochenschr, 1999. **124**(28-29): p. 851-4.
31. Maier, H. and M. Tisch, *[Occupation and cancer of the head-neck area].* Hno, 1999. **47**(12): p. 1025-37.
32. Jeng, J.H., M.C. Chang, and L.J. Hahn, *Role of areca nut in betel quid-associated chemical carcinogenesis: current awareness and future perspectives.* Oral Oncol, 2001. **37**(6): p. 477-92.
33. Neufcoeur, P.E., et al., *[Involvement of human papillomavirus in upper aero-digestive tracts cancers].* Bull Cancer, 2009. **96**(10): p. 941-50.
34. Vidal, L. and M.L. Gillison, *Human papillomavirus in HNSCC: recognition of a distinct disease type.* Hematol Oncol Clin North Am, 2008. **22**(6): p. 1125-42, vii.
35. Llewellyn, C.D., N.W. Johnson, and K.A. Warnakulasuriya, *Risk factors for squamous cell carcinoma of the oral cavity in young people--a comprehensive literature review.* Oral Oncol, 2001. **37**(5): p. 401-18.
36. Bettendorf, O., J. Piffko, and A. Bankfalvi, *Prognostic and predictive factors in oral squamous cell cancer: important tools for planning individual therapy?* Oral Oncol, 2004. **40**(2): p. 110-9.
37. Reichart, P.A. and H.P. Philipsen, *[Proliferative verrucous leukoplakia. Report of five cases].* Mund Kiefer Gesichtschir, 2003. **7**(3): p. 164-70.
38. Nagpal, J.K. and B.R. Das, *Oral cancer: reviewing the present understanding of its molecular mechanism and exploring the future directions for its effective management.* Oral Oncol, 2003. **39**(3): p. 213-21.
39. Anneroth, G., J. Batsakis, and M. Luna, *Review of the literature and a recommended system of malignancy grading in oral squamous cell carcinomas.* Scand J Dent Res, 1987. **95**(3): p. 229-49.
40. Anneroth, G. and L.S. Hansen, *A methodologic study of histologic classification and grading of malignancy in oral squamous cell carcinoma.* Scand J Dent Res, 1984. **92**(5): p. 448-68.

41. Bryne, M., et al., *New malignancy grading is a better prognostic indicator than Broders' grading in oral squamous cell carcinomas.* J Oral Pathol Med, 1989. **18**(8): p. 432-7.
42. Bryne, M., et al., *Reproducibility of two malignancy grading systems with reportedly prognostic value for oral cancer patients.* J Oral Pathol Med, 1991. **20**(8): p. 369-72.
43. Shah, J.P., *Head and Neck, Surgery and Oncology.* 3. ed. 2003: Mosby.
44. Hsu, L.S., et al., *Zebrafish Cyclin-Dependent Protein Kinase-Like 1 (zcdkl1): Identification and Functional Characterization.* Int J Mol Sci. **12**(6): p. 3606-17.
45. Chin, D., et al., *Molecular introduction to head and neck cancer (HNSCC) carcinogenesis.* Br J Plast Surg, 2004. **57**(7): p. 595-602.
46. Field, J.K., et al., *Elevated expression of the c-myc oncoprotein correlates with poor prognosis in head and neck squamous cell carcinoma.* Oncogene, 1989. **4**(12): p. 1463-8.
47. Porter, M.J., et al., *The detection of the c-myc and ras oncogenes in nasopharyngeal carcinoma by immunohistochemistry.* Acta Otolaryngol, 1994. **114**(1): p. 105-9.
48. Serrano, M., G.J. Hannon, and D. Beach, *A new regulatory motif in cell-cycle control causing specific inhibition of cyclin D/CDK4.* Nature, 1993. **366**(6456): p. 704-7.
49. Bockmuhl, U., et al., *Genomic alterations associated with malignancy in head and neck cancer.* Head Neck, 1998. **20**(2): p. 145-51.
50. Mithani, S.K., et al., *Molecular genetics of premalignant oral lesions.* Oral Dis, 2007. **13**(2): p. 126-33.
51. Fortin, A., et al., *Chromosome 11q13 gene amplifications in oral and oropharyngeal carcinomas: no correlation with subclinical lymph node invasion and disease recurrence.* Clin Cancer Res, 1997. **3**(9): p. 1609-14.
52. Yu, Z., et al., *Cyclin d1 is a valuable prognostic marker in oropharyngeal squamous cell carcinoma.* Clin Cancer Res, 2005. **11**(3): p. 1160-6.
53. Michalides, R.J., et al., *Overexpression of cyclin D1 indicates a poor prognosis in squamous cell carcinoma of the head and neck.* Arch Otolaryngol Head Neck Surg, 1997. **123**(5): p. 497-502.
54. Fleischmann, A., et al., *High-level cytoplasmic cyclin D1 expression in lymph node metastases from prostate cancer independently predicts early biochemical failure and death in surgically treated patients.* Histopathology. **58**(5): p. 781-9.
55. Fracchiolla, N.S., et al., *Molecular and immunohistochemical analysis of the bcl-1/cyclin D1 gene in laryngeal squamous cell carcinomas: correlation of protein expression with lymph node metastases and advanced clinical stage.* Cancer, 1997. **79**(6): p. 1114-21.
56. Angadi, P.V. and R. Krishnapillai, *Cyclin D1 expression in oral squamous cell carcinoma and verrucous carcinoma: correlation with histological differentiation.* Oral Surg Oral Med Oral Pathol Oral Radiol Endod, 2007. **103**(3): p. e30-5.
57. van der Meij, E.H., K.P. Schepman, and I. van der Waal, *The possible premalignant character of oral lichen planus and oral lichenoid lesions: a prospective study.* Oral Surg Oral Med Oral Pathol Oral Radiol Endod, 2003. **96**(2): p. 164-71.
58. Schoelch, M.L., et al., *Apoptosis-associated proteins and the development of oral squamous cell carcinoma.* Oral Oncol, 1999. **35**(1): p. 77-85.
59. Piffko, J., et al., *In situ assessment of cell proliferation at the invasive front of oral squamous cell carcinomas.* Virchows Arch, 1996. **429**(4-5): p. 229-34.
60. Xie, X., et al., *The prognostic value of spontaneous apoptosis, Bax, Bcl-2, and p53 in oral squamous cell carcinoma of the tongue.* Cancer, 1999. **86**(6): p. 913-20.
61. Koelbl, O., et al., *p53 and Ki-67 as predictive markers for radiosensitivity in squamous cell carcinoma of the oral cavity? an immunohistochemical and clinicopathologic study.* Int J Radiat Oncol Biol Phys, 2001. **49**(1): p. 147-54.

62. Silva, S.D., et al., *Expression of fatty acid synthase, ErbB2 and Ki-67 in head and neck squamous cell carcinoma. A clinicopathological study.* Oral Oncol, 2004. **40**(7): p. 688-96.
63. Knuutila, S., et al., *DNA copy number amplifications in human neoplasms: review of comparative genomic hybridization studies.* Am J Pathol, 1998. **152**(5): p. 1107-23.
64. Nagl, W., *Polyploidy in differentiation and evolution.* Int J Cell Cloning, 1990. **8**(4): p. 216-23.
65. Lese, C.M., et al., *Visualization of INT2 and HST1 amplification in oral squamous cell carcinomas.* Genes Chromosomes Cancer, 1995. **12**(4): p. 288-95.
66. Huang, Q., et al., *Genetic differences detected by comparative genomic hybridization in head and neck squamous cell carcinomas from different tumor sites: construction of oncogenetic trees for tumor progression.* Genes Chromosomes Cancer, 2002. **34**(2): p. 224-33.
67. Gibcus, J.H., et al., *High-resolution mapping identifies a commonly amplified 11q13.3 region containing multiple genes flanked by segmental duplications.* Hum Genet, 2007. **121**(2): p. 187-201.
68. Krause, T., *Genexpressionsanalyse der kokulturellen Verhältnisse zwischen Tumor- und Endothelzellen.* 2006: Münster.
69. Odell, E.W., et al., *The prognostic value of individual histologic grading parameters in small lingual squamous cell carcinomas. The importance of the pattern of invasion.* Cancer, 1994. **74**(3): p. 789-94.
70. Woolgar, J.A., *T2 carcinoma of the tongue: the histopathologist's perspective.* Br J Oral Maxillofac Surg, 1999. **37**(3): p. 187-93.
71. Gu, F., et al., *Expression of Stat3 and Notch1 is associated with cisplatin resistance in head and neck squamous cell carcinoma.* Oncol Rep. **23**(3): p. 671-6.
72. Sesterhenn, A.M., *[Current status of head and neck cancer therapy in the elderly].* Laryngorhinootologie, 2007. **86**(2): p. 95-100.
73. Migaldi, M., et al., *p120 and AgNOR nucleolar protein expression: a comparison with nuclear proliferation markers in oral pathology.* Oral Surg Oral Med Oral Pathol Oral Radiol Endod, 1998. **85**(2): p. 189-96.
74. Trere, D., et al., *p120 expression provides a reliable indication of the rapidity of cell duplication in cancer cells independently of tumour origin.* J Pathol, 2000. **192**(2): p. 216-20.
75. Platz, H., R. Fries, and M. Hudec, *Computer-aided individual prognoses of squamous cell carcinomas of the lips, oral cavity and oropharynx.* Int J Oral Maxillofac Surg, 1992. **21**(3): p. 150-5.
76. Ambrosch, P., et al., *Selective neck dissection in the management of squamous cell carcinoma of the upper digestive tract.* Eur Arch Otorhinolaryngol, 1996. **253**(6): p. 329-35.
77. Ambrosch, P. and U. Brinck, *Detection of nodal micrometastases in head and neck cancer by serial sectioning and immunostaining.* Oncology (Williston Park), 1996. **10**(8): p. 1221-6; discussion 1226, 1229.
78. Cohen, E.E., M.W. Lingen, and E.E. Vokes, *The expanding role of systemic therapy in head and neck cancer.* J Clin Oncol, 2004. **22**(9): p. 1743-52.
79. Vashist, Y.K., et al., *Microsatellite GTn-repeat polymorphism in the promoter of heme oxygenase-1 gene is an independent predictor of tumor recurrence in male oral squamous cell carcinoma patients.* J Oral Pathol Med, 2008. **37**(8): p. 480-4.
80. Scholzen, T. and J. Gerdes, *The Ki-67 protein: from the known and the unknown.* J Cell Physiol, 2000. **182**(3): p. 311-22.
81. Elsheikh, S., et al., *CCND1 amplification and cyclin D1 expression in breast cancer and their relation with proteomic subgroups and patient outcome.* Breast Cancer Res Treat, 2007.

82. Holst, F., et al., *Estrogen receptor alpha (ESR1) gene amplification is frequent in breast cancer.* Nat Genet, 2007. **39**(5): p. 655-60.
83. Jiang, W., et al., *Amplification and expression of the human cyclin D gene in esophageal cancer.* Cancer Res, 1992. **52**(10): p. 2980-3.
84. Gautschi, O., et al., *Cyclin D1 in non-small cell lung cancer: a key driver of malignant transformation.* Lung Cancer, 2007. **55**(1): p. 1-14.
85. Kyomoto, R., et al., *Cyclin-D1-gene amplification is a more potent prognostic factor than its protein over-expression in human head-and-neck squamous-cell carcinoma.* Int J Cancer, 1997. **74**(6): p. 576-81.
86. Namazie, A., et al., *Cyclin D1 amplification and p16(MTS1/CDK4I) deletion correlate with poor prognosis in head and neck tumors.* Laryngoscope, 2002. **112**(3): p. 472-81.
87. Ishiguro, R., et al., *CCND1 amplification predicts sensitivity to chemotherapy and chemoradiotherapy in head and neck squamous cell carcinoma.* Anticancer Res, 2003. **23**(6D): p. 5213-20.
88. Freier, K., et al., *Recurrent coamplification of cytoskeleton-associated genes EMS1 and SHANK2 with CCND1 in oral squamous cell carcinoma.* Genes Chromosomes Cancer, 2006. **45**(2): p. 118-25.
89. Hofele, C., et al., *[Opportunities and chances for tissue chip microarrays in head and neck surgery. A novel technique for the rapid evaluation of potentially novel biomarkers].* Mund Kiefer Gesichtschir, 2002. **6**(6): p. 394-401.
90. Myo, K., et al., *Cyclin D1 gene numerical aberration is a predictive marker for occult cervical lymph node metastasis in TNM Stage I and II squamous cell carcinoma of the oral cavity.* Cancer, 2005. **104**(12): p. 2709-16.
91. Fujii, M., et al., *Cyclin D1 amplification correlates with early recurrence of squamous cell carcinoma of the tongue.* Cancer Lett, 2001. **172**(2): p. 187-92.
92. Miyamoto, R., et al., *Potential marker of oral squamous cell carcinoma aggressiveness detected by fluorescence in situ hybridization in fine-needle aspiration biopsies.* Cancer, 2002. **95**(10): p. 2152-9.
93. Gillett, C., et al., *Amplification and overexpression of cyclin D1 in breast cancer detected by immunohistochemical staining.* Cancer Res, 1994. **54**(7): p. 1812-7.
94. Kanda, Y., et al., *Analysis of gene amplification and overexpression in human esophageal-carcinoma cell lines.* Int J Cancer, 1994. **58**(2): p. 291-7.
95. Matsumoto, M., et al., *Predicting tumor metastasis in patients with oral cancer by means of the proliferation marker Ki67.* J Oral Sci, 1999. **41**(2): p. 53-6.
96. Xie, X., et al., *Prognostic significance of proliferative and apoptotic markers in oral tongue squamous cell carcinomas.* Oral Oncol, 1999. **35**(5): p. 502-9.
97. Roland, N.J., et al., *Has the cellular proliferation marker Ki67 any clinical relevance in squamous cell carcinoma of the head and neck?* Clin Otolaryngol Allied Sci, 1994. **19**(1): p. 13-8.
98. Valente, G., et al., *Can Ki67 immunostaining predict response to radiotherapy in oral squamous cell carcinoma?* J Clin Pathol, 1994. **47**(2): p. 109-12.
99. Stoll, C., et al., *Prognostic significance of apoptosis and associated factors in oral squamous cell carcinoma.* Virchows Arch, 2000. **436**(2): p. 102-8.
100. Carinci, F., et al., *CD44 as prognostic factor in oral and oropharyngeal squamous cell carcinoma.* J Craniofac Surg, 2002. **13**(1): p. 85-9.
101. Bettendorf, O. and G. Herrmann, *Prognostic relevance of Ki-67 antigen expression in 329 cases of oral squamous cell carcinoma.* ORL J Otorhinolaryngol Relat Spec, 2002. **64**(3): p. 200-5.
102. Staibano, S., et al., *Overexpression of cyclin-D1, bcl-2, and bax proteins, proliferating cell nuclear antigen (PCNA), and DNA-ploidy in squamous cell carcinoma of the oral cavity.* Hum Pathol, 1998. **29**(11): p. 1189-94.

103. Lam, K.Y., et al., *Cyclin D1 expression in oral squamous cell carcinomas: clinicopathological relevance and correlation with p53 expression.* J Oral Pathol Med, 2000. **29**(4): p. 167-72.
104. Franchi, A., et al., *Prediction of occult neck metastases in laryngeal carcinoma: role of proliferating cell nuclear antigen, MIB-1, and E-cadherin immunohistochemical determination.* Clin Cancer Res, 1996. **2**(10): p. 1801-8.
105. Liu, M., et al., *Prognostic value of cell proliferation markers, tumour suppressor proteins and cell adhesion molecules in primary squamous cell carcinoma of the larynx and hypopharynx.* Eur Arch Otorhinolaryngol, 2003. **260**(1): p. 28-34.
106. Roland, N.J., et al., *Value of grading squamous cell carcinoma of the head and neck.* Head Neck, 1992. **14**(3): p. 224-9.
107. Tannapfel, A. and A. Weber, *Tumor markers in squamous cell carcinoma of the head and neck: clinical effectiveness and prognostic value.* Eur Arch Otorhinolaryngol, 2001. **258**(2): p. 83-8.
108. Freier, K., et al., *Distinct site-specific oncoprotein overexpression in head and neck squamous cell carcinoma: a tissue microarray analysis.* Anticancer Res, 2003. **23**(5A): p. 3971-7.
109. Wang, M.B., et al., *Detection of chromosome 11q13 amplification in head and neck cancer using fluorescence in situ hybridization.* Anticancer Res, 1999. **19**(2A): p. 925-31.
110. Akervall, J.A., et al., *Amplification of cyclin D1 in squamous cell carcinoma of the head and neck and the prognostic value of chromosomal abnormalities and cyclin D1 overexpression.* Cancer, 1997. **79**(2): p. 380-9.
111. Callender, T., et al., *PRAD-1 (CCND1)/cyclin D1 oncogene amplification in primary head and neck squamous cell carcinoma.* Cancer, 1994. **74**(1): p. 152-8.
112. Xu, J., et al., *Alterations of p53, cyclin D1, Rb, and H-ras in human oral carcinomas related to tobacco use.* Cancer, 1998. **83**(2): p. 204-12.
113. Carlos de Vicente, J., et al., *Expression of cyclin D1 and Ki-67 in squamous cell carcinoma of the oral cavity: clinicopathological and prognostic significance.* Oral Oncol, 2002. **38**(3): p. 301-8.

8 Danksagung

Mein großer Dank gilt Herrn Prof. Dr. Dr. R. Schmelzle, em. Direktor der Klinik und Poliklinik für Mund-, Kiefer- und Gesichtschirurgie am Universitätsklinikum Hamburg-Eppendorf, unter dessen Leitung die vorliegende Arbeit angefertigt wurde.

Mein außerordentlicher Dank gilt Herrn PD Dr. Dr. M. Blessmann für die Überlassung des Themas und für die exzellente Betreuung mit einem riesigen fachlichen Wissen und einer fortwährenden Motivation während der gesamten Zeit der Erstellung der Arbeit.

Mein großer Dank gilt Prof. Dr. G. Sauter, Direktor des Instituts für Pathologie am Universitätklinikum Hamburg-Eppendorf, für das Überlassen des TMA aus Basel sowie für das Überlassen der Räumlichkeiten zur Durchführung der Versuche.

Mein Dank gilt außerdem Herrn PD Dr. R. Simon für die hilfreiche Unterstützung und Beratung während der Auswertung der Ergebnisse sowie für die Überlassung der TMA Daten und der Materialien aus Basel.

Ich danke darüber hinaus meiner Familie, die mich immer mit Ihrer Anteilnahme und einem fortwährendem Interesse bedingungslos unterstützt hat.

Und Dir, liebe Imke, danke ich erneut für all die bisherige Zeit, in der du mir mit deinem unverwechselbaren Wesen und deiner wundervollen Art immer zur Seite standst.

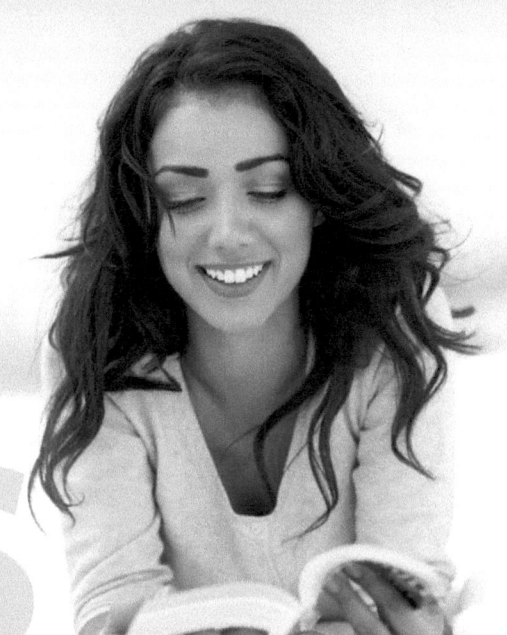

i want morebooks!

Buy your books fast and straightforward online - at one of world's fastest growing online book stores! Environmentally sound due to Print-on-Demand technologies.

Buy your books online at
www.get-morebooks.com

Kaufen Sie Ihre Bücher schnell und unkompliziert online – auf einer der am schnellsten wachsenden Buchhandelsplattformen weltweit! Dank Print-On-Demand umwelt- und ressourcenschonend produziert.

Bücher schneller online kaufen
www.morebooks.de

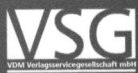

VDM Verlagsservicegesellschaft mbH
Heinrich-Böcking-Str. 6-8   Telefon: +49 681 3720 174   info@vdm-vsg.de
D - 66121 Saarbrücken   Telefax: +49 681 3720 1749   www.vdm-vsg.de

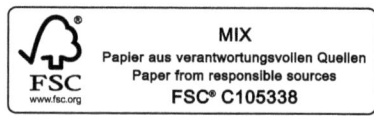

Printed by Books on Demand GmbH, Norderstedt / Germany